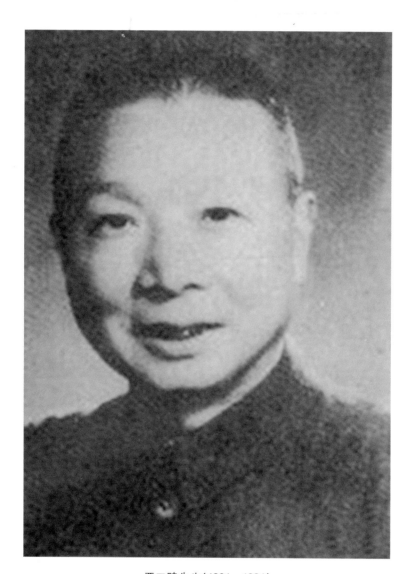

严二陵先生(1901—1981)

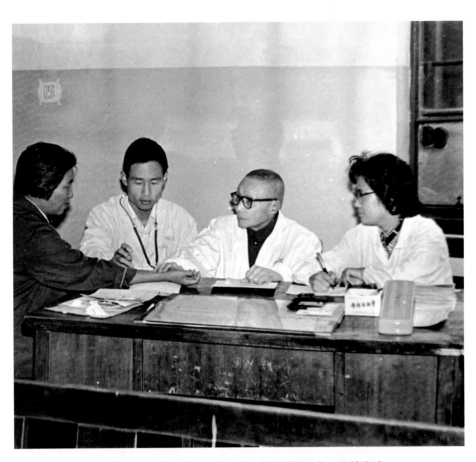

严二陵先生坐诊，时年 78 岁。左二为陶明龙，右一为钱素珍。
1979 年 9 月 27 日摄于上海青海路 44 号岳阳医院门诊部

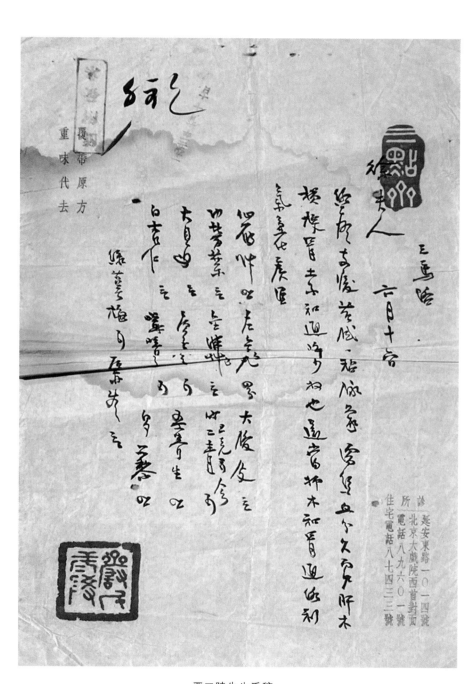

严二陵先生手稿一

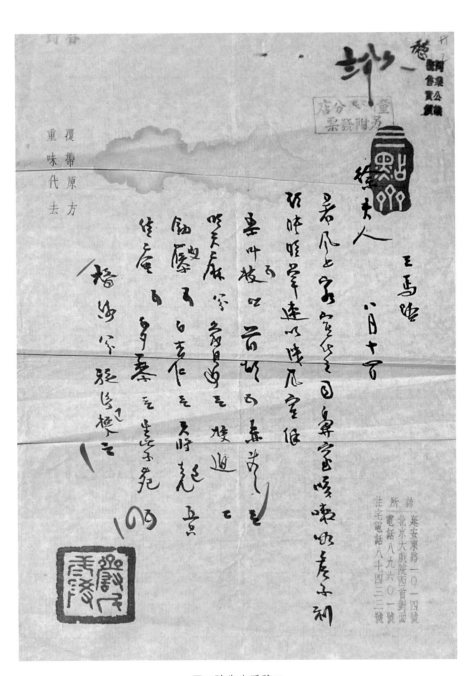

严二陵先生手稿二

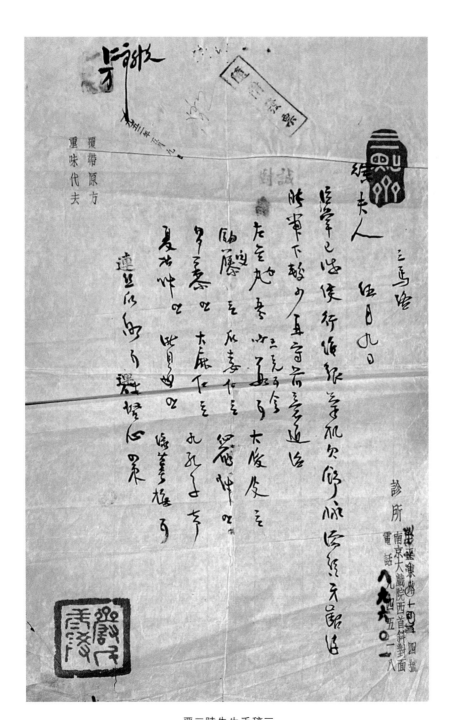

严二陵先生手稿三

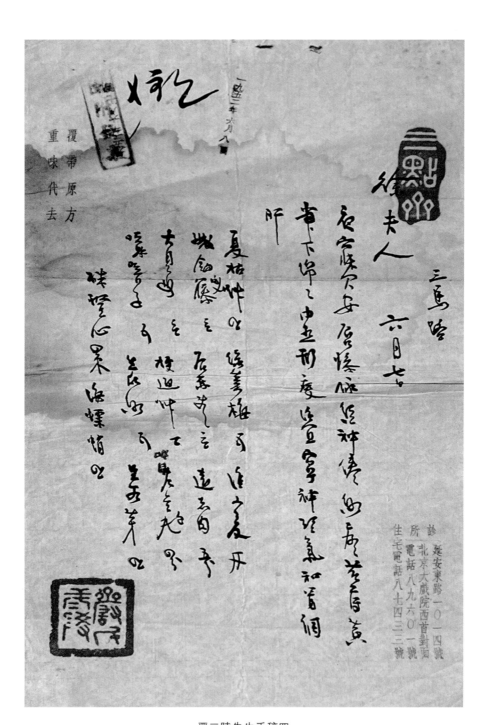

診所 延安東路一〇一四號
北京大戲院西首對面
電話 八九六〇一號
住宅電話八七四三二號

徐夫人 三島陰 六日七

令尊陝久安原慮病經神傳病虧藏茗得蒸
貴下歸之申五刑廈進穹穿神理氣和首個
所
夏枯神々經善雄可進之廈开
蛺魠孱之在義世之遠云首子
古月之也生稷迴神下曜嘵金界
嘵嘵嘵嘵子可生即好可生玉筆
棲望心累海螺悄々

覆帶原方
重味代去

严二陵先生手稿四

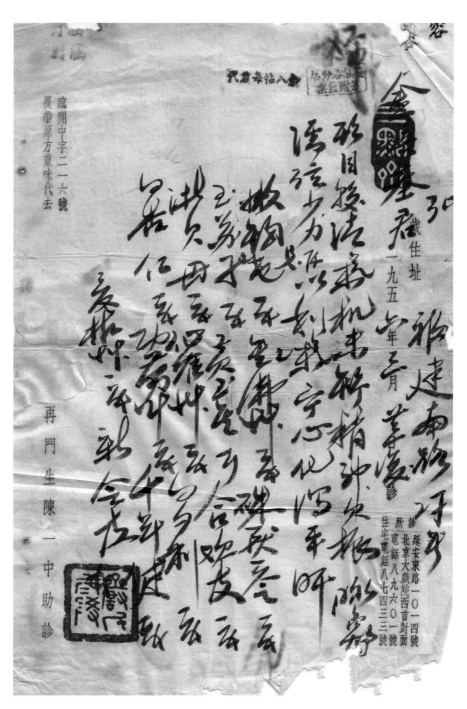

严二陵先生弟子陈一中手书襄诊稿

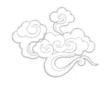

严二陵医案集

主编　王晓素　陶明龙

上海科学技术出版社

图书在版编目（CIP）数据

严二陵医案集 / 王晓素，陶明龙主编. -- 上海：
上海科学技术出版社，2024.1
ISBN 978-7-5478-6403-6

Ⅰ. ①严… Ⅱ. ①王… ②陶… Ⅲ. ①医案－汇编－
中国－现代 Ⅳ. ①R249.7

中国国家版本馆CIP数据核字(2023)第209432号

严二陵医案集
主编　王晓素　陶明龙

上海世纪出版（集团）有限公司 出版、发行
上 海 科 学 技 术 出 版 社
（上海市闵行区号景路 159 弄 A 座 9F－10F）
邮政编码 201101　www. sstp. cn
上海普顺印刷包装有限公司印刷
开本 787×1092　1/16　印张 7　插页 4
字数 120 千字
2024 年 1 月第 1 版　2024 年 1 月第 1 次印刷
ISBN 978 - 7 - 5478 - 6403 - 6/R · 2880
定价：58.00 元

内容提要

严二陵,现代上海名医,我国著名的中医学家,从事中医内科临床 60 余年,在学术上自成一派,尤其擅长诊治温病、肝病及妇科病,临证诊疗思想影响深远。

本书收集整理 20 世纪 50 至 70 年代严二陵在上海市公费医疗第五门诊部(现上海中医药大学附属岳阳中西医结合医院青海路名医特诊部)工作期间的临证医案 70 余例,包括温病、肝病、哮喘病、心病、妇科病及疑难杂病,梳理提炼严二陵的学术思想及临证精华,为广大中医从业者提供临证参考。

严二陵的医案形式接近于清代及民国医案,对于中医病种的认识比较传统。书中案例的诊断、机制分析等完全是中医概念,阅读感及临床实用性均佳。本书对于传承、挖掘与整理名老中医学术思想、临证经验与用药特色,均有重要的价值,可供临床医生、在校医学生等参阅。

编委会名单

主　编　王晓素　陶明龙

副主编　周秉舵　李　英　孔　婧　李富龙

编　委　钱素珍　严庆宗　程传奇　何　聪
　　　　单丽莎　宇　萌

唐　序

　　严二陵先生师从清末御医林衡甫先生,从事中医临床工作 60 余年之久,为中医事业做出了卓越贡献。20 世纪 20 年代初,适逢温病盛行,严老在临床上应用辨证施治理论,施以"轻可去实"之法,救治了无数重危病例。其后声名鹊起,医术驰名江浙一带,与当代名家石筱山先生(伤科)、顾筱岩先生(外科)齐享盛名,被誉为"上海南市三鼎甲"。新中国成立后,严老积极响应政府号召,作为第一批中医师加入公立医院工作,为培养中医药人才做出了卓越贡献。严老治学崇尚实践,在长期的临床工作中,积累了丰富的临证经验;同时重视中医理论、修养,博览历代各家医书,尤其对叶天士、王孟英、薛生白、吴鞠通等温病学派医家的学说研究造诣颇深,结合其数十载经验,形成了独特的学术见解,临床擅用"甘温辛通"之法,宗"轻可去实"之旨,师古而不泥古,推陈出新,为后学所推崇。

　　严老以擅长诊治四时热病而著名,并对痨瘵、中风、臌膈、哮喘等难治病证有独到之处,尤其对肝胃之病的调治、妇科病的诊疗,更是得心应手。其治肝之法,颇有特色,将肝病分为"肝气""肝风""肝火"三大类,宗叶氏"缓肝之急以熄风,滋肾之液以驱热",更从平肝清降、潜阳疏通、滋阴润燥着手,按病之轻重缓急、脉之躁浮弦疾,丝丝入扣、步步深入,随证增减。遣方用药上多选清轻之剂,喜以柔济刚,甘温辛通,养血和络。对麻、桂、石膏等大辛大寒之品,一般少用或不用。必须用者,麻黄宜炙,桂枝用 3～5 克,药虽轻清,用之得当,每获奇效。严老治肝如此,医治其他疾病,亦独具匠心。如对脾胃病的治疗,强调四时气候、地理环境致病的重要性,根据南方湿重的特点,认为脾喜燥恶湿,胃喜

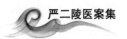

润恶燥;太阴湿土,得阳始运,阳明燥土,得阴自安,每取健脾化湿、和胃润燥之剂应之,常收事半功倍之效。

严老治学严谨,医术超群,疗效卓著,深得病家信赖。他热爱中医事业,一贯把振兴中医作为己任,直到 20 世纪 70 年代末、80 年代初,虽年迈体衰,仍抱病工作,热情做好中医"传""帮""带"工作,努力把自己的毕生经验传授给学生。他丰富的临床经验和大量的遗案墨迹将作为宝贵的财富留给我们后辈。

今有严老门人、学生陶明龙医师、王晓素医师等,将严老的晚年医案、临证经验编撰成书,按中医病证分成温病、肝病、哮喘病、心病、妇科病、疑难杂病等几个部分,收集 70 多例病案,内容丰富,思路清晰,对中医从业者、中医师承研究者都颇具临床指导意义,值得阅读、借鉴、推广。捋着前贤的验案脉络,传承名家之学术经验,乃后学幸事、吾辈职责! 值此付梓之际,特致祝贺,并为之序。

中国中医科学院学部委员、首席研究员、原副院长
中国中西医结合学会常务副会长
中华中医药学会脾胃病分会主任委员

癸卯季秋于京华双馨斋

季 序

严二陵先生师从清末御医林衡甫先生，业医逾六十载，为当代海派中医内科流派之名医大儒，其用药平正轻灵，用方理法明晰。临证中师古不泥，圆机活法，寒温一统，经时并用，疗效卓著。

严老善治四时热病、肝胃之病、妇科疾病。其治四时热病，崇王孟英、薛生白、吴鞠通之说，善用芳化湿热、清化痰浊、透化温邪之法。其治肝病，宗叶天士"缓肝之急以熄风，滋肾之液以驱热"，更从平肝清降、潜阳疏通、滋阴润燥着手，按病之轻重缓急、脉之躁浮弦疾，辨证施治，临证多以肝气、肝火、肝风为纲，又以所及脏腑、虚实等为目，纲举目张、精准施治。其治脾胃病，倡叶天士"太阴湿土，得阳始运，阳明阳土，得阴自安"，注重脾胃分治、三因制宜。其治妇科病，喜用炭药以治崩漏，善用清肝、运脾、补肾之法以治带下。其遣方用药，和缓醇正，轻以去实。

杏林春暖，橘井流香。严老非常重视中医之薪火传承，其侍诊抄方者众，因得严老耳提面命而矢志岐黄者亦众。在繁忙诊务之余，严老勤于思考，笔耕不辍，归纳总结了诸多治验良方，并倾囊相授于门徒。

今有严老门人、学生陶明龙医师、王晓素医师等，将严老的晚年医案、临证经验编撰成书，有温病、肝病、哮喘病、心病、妇科病、疑难杂病等章节，70余病案，内容详实，引人入胜，对学习中医、临证处方均多有裨益，故乐为之序。

上海中医药大学党委副书记、校长

癸卯季秋于申城

前　言

中医药是中华民族优秀传统文化中的瑰宝，其内涵博大精深。千百年来，经过历代医家的不懈努力，建立了一整套独立的辨证论治体系，为中华民族的繁衍生息做出了巨大贡献。中医相沿数千年，形成了多个医学流派，也孕育了众多医学名家，严二陵先生就是其中之一。

严二陵(1901—1981)，江苏吴县(今属江苏苏州)人，主任中医师，家世业商，1916年师从清末御医林衡甫先生学习中医，精勤不倦，执礼备恭，尽得师传，深得林师薪传之秘。1921年，严二陵在上海南市(今上海黄浦区)王家码头开业，诊病胆大心细，从不计较报酬，更不推诿艰险，遂闻名乡里，驰誉申浦，远播苏浙。其医寓位于外咸瓜街(现位于上海市黄浦区东部，北起东门路，南至复兴东路。1913年改筑，初为石片路面，后为沥青路面。1949年前曾是全沪药材、参茸、桐油、柴炭和麻袋业批发和零售商业集中之地)。严老精于岐黄之术，熟悉各家学说，集众长而融会贯通，在学术上自成一派，前来求诊者众多，门庭若市。1923年上海温病盛行，严老用"轻可去实"之法，救治了很多危难重症患者，从此名声大振，与当时名医石筱山、顾筱岩齐名，同为"上海南市三鼎甲"。严老很同情贫病，凡贫者求治，常不取分文，或赠钱配药，曾以"八仙"中"铁拐李"为商标，制作成药赠送贫患。这种高尚的医德，深受患者颂扬，至今仍在上海民间传为佳话。1952年起在"五门诊"(上海市公费医疗第五门诊部，后改名为上海中医学院附属岳阳医院青海路门诊部，现为上海中医药大学附属岳阳中西医结合医院青海路名医特诊部)任职临诊，1959年被选为上海市新成区(旧区名，位于上海市中心，于1960年撤销)人民代表，1960年又被选为上

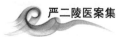
海市静安区政协委员,1962 年任上海市中医药学会妇科分会理事。

严老一生悬壶济世,在实践中积累了极其丰富的临证经验,临床擅长治疗温病、内科杂病(最善治疗肝病、脾胃病)、女科病。用药主张"轻可去实",喜柔忌刚,多用甘温、甘凉、甘平之剂,最忌攻伐,重视养阴,屡获功效。"轻"包括药的性味、归经、剂型、用量、时机、煎服方法等许多方面,量在 3~4.5 克间,善用花或叶茎。如临床治疗不同病因所致咳嗽,认为肺为娇脏,重厚滋腻之品有碍肺气宣发,攻伐苦寒之类有逆娇脏之性,故当慎用。用药非轻不举,轻清宣肺,又能透邪,最能体现轻可去实的用药特色。严老临证施治,常按风、寒、热、燥、痰饮分治;处方遣药,喜用轻量辛宣花叶之品,如桑叶、荷叶边,一般 6~9 克,菊花、桔梗也不过 6 克,对有些降肺气药如半夏、桑白皮,一般也只有 9 克或12 克。

严二陵先生弟子有当代名医董建华等。

董建华(1918—2001),上海青浦人,内科学专家、教育家,严二陵先生的大弟子,于 1935—1942 年至严二陵门下学医。董氏精通中医内、妇、儿科,尤其擅长治疗温热病、脾胃病,毕生致力于中医教育事业,培养和造就了一大批中医栋梁之材。1994 年当选为中国工程院院士。

严庆蘋,严二陵先生侄女,梅葆玖先生的第 19 位弟子,也是梅派唯一的海外票友弟子,后定居加拿大阿尔伯塔省爱德蒙顿市,除了担任爱城京剧研习社的社长,严氏还担任爱城健康卫生厅针灸管理局的主席,是拥有行医执照的中医针灸师。

姚玉兰,严二陵先生的二弟子,上海中医药大学附属岳阳中西医结合医院内科主任医师,20 世纪七八十年代担任岳阳医院内科门诊负责人,除擅长诊治内科杂病外,尤擅长肝病诊治。

陶明龙,自 1977 年起跟随严二陵先生临诊学习。曾经担任上海中医药大学附属岳阳中西医结合医院大内科主任、肾内科主任。陶氏为严二陵先生关门弟子,是"文化大革命"后最早继承老中医经验的以老青结合模式学习的学者之一。

严老同门师弟有名医贺芸生,1923 毕业于上海中医学院前身上海中医专门学校,后留校任教。同门师弟还有狄詠霄,曾为严氏助诊。胞弟严又陵也常为严氏助诊。

本书的医案,均编选自"上海市公费医疗第五门诊部"20 世纪 70 年代严二陵门诊病案,大多数由陶明龙跟师记录,收集整理。此次得以编辑出版,是为众弟子以慰恩师,以飨读者。严二陵先生桃李满天下,其下弟子多有整理医案、临证经验或学术思想发表,见于本书附录。

韩愈云:"根之茂者其实遂,膏之沃者其光晔。"严二陵先生临证施法出神入化,治疗思想博大精深,需要我们不断梳理继承,守正创新,继往开来。

王晓素　陶明龙

2023 年 10 月

目　　录

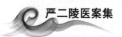

第一章
温　病

第一节　严二陵温病诊治特色

严二陵行医 60 余年之久，他博采众长，精研王孟英、薛生白、吴鞠通的学说。1923 年上海温病盛行，他用轻可去实之法挽救了很多危重患者性命，积累了丰富的临床经验。严二陵治温病以通透为要，轻可去实，主张温病治疗，要宗三法：

其一，轻可去实，辛凉清解为主要治则。若热退不净，或温病战后余热不尽，多系阴液受伤之故，采用甘寒养阴之剂，使阴液渐复，其热自退。

其二，注意辨证，审时度势，顺势而为。甘寒养阴之剂不宜久用；若湿邪不除，当用微苦微辛之品；若温病热减十之七八，患者舌润而苔较厚腻，纳呆尿少，可能为甘寒养阴药用之过久所产生的流弊。当以微辛微苦、气味轻薄之品，如杏仁、浙贝母、枇杷叶以通肺气；藿香、谷芽、陈皮以和中宫；茯苓、冬瓜皮、扁豆花以化湿浊。以此用于养阴剂中，可以避免养阴凝滞之弊。

其三，注重整体观念，用寒凉药治温病，要特别重视患者体质情况。如系阴虚之体，用药不可太凉，治疗时服用寒凉之药过久过多，会出现阴损及阳，气阴两伤之证。如见四肢厥逆、倦卧、烦躁、舌润、脉细无力，最易误认为三阴虚寒之四逆、真武汤证。若以此治疗，反使阳气未复，津液先伤，且动内风。故须用甘温濡养之剂，以补偏救弊。

温病分类，历代以四季来分：春天有风温、春温；夏季有暑温；长夏之末有

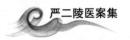

湿温;深秋有伏暑,秋天有秋燥;冬季有冬温。严二陵对温病的分类有其独特之处,认为四季之末,乃土旺用事,以湿当令,感染温邪,易成湿温。"湿为无形之气,湿乃黏腻之邪,四季皆有。"故湿温病不仅发于长夏,而在每个季节之末均可出现。

第二节　风温、春温

风温重候案　任某某,女,23岁

初诊:新产旬日,恶露未净,感受风温,突发壮热,时时抽搐,汗出不解,脉象弦数。此乃产后营虚,无力御外,风温之邪由气入营,且动内风。急则治标,宜清营泄热,希冀转机。

处方:牛蒡子、京玄参、淡竹叶、桃杏仁各9克,粉前胡6克,金银花、带心连翘、双钩藤(后下)、天花粉各12克,粉丹皮15克,鲜茅、芦根各30克,羚羊角粉1.5克(分2次吞服)。

二诊:壮热得减,神志渐清,抽搐亦定,夜眠不宁,咳嗽痰多,渴欲喜饮,脉象细弦,苔黄舌绛。风温之邪外达之兆,若能一帆风顺,可无顾虑矣。

处方:金银花、朱连翘各9克,双钩藤(后下)、天花粉各12g,青蒿梗9克,粉前胡、川浙贝各6克,桃杏仁、朱茯神各12克,淡黄芩4.5克,鲜茅、芦根各30克,羚羊角粉0.6克(分2次吞服)。

三诊:咳嗽痰稠,胸膺隐痛,脉细数,苔薄黄。温邪留恋,肺胃清化失司,续于前法。

处方:青蒿梗、金银花、淡竹叶各9克,鲜佩兰6克,粉前胡、朱连翘各6克,化橘红、玉桔梗、生甘草各4.5克,天花粉、双钩藤(后下)、清炙枇杷叶(包煎)各12克,鲜茅、芦根各30克。

四诊:热邪将尽,咳嗽已稀,痰多胸痛,脉转缓。当予肃清余蕴,以收功告愈。

处方:粉前胡6克,化橘红4.5克,浙贝母、光杏仁、冬瓜子、款冬花、瓜蒌皮、忍冬藤、朱连翘各9克,淡竹茹6克,鲜金斛12克,干芦根、炙枇杷叶(包煎)各12克。

【按语】轻可去实,用药轻灵是严二陵遣方用药特点之一。以芳香化浊,清热透邪法,配合甘寒生津治疗温病,开创湿热伤阴治疗的典范。

芳化之佩兰、青蒿,取其化浊而不燥。配甘寒之石斛、天花粉,取其生津而不腻。四者合用,既不助湿,又不伤阴。不用苍术、草果,避其过燥伤津。生地、麦冬、玄参早期慎用,后期方用,以免养阴助湿之虞。

春温危症案 姜某某,男,16岁

初诊:发热半月,汗出不解,渐至神志昏迷,舌垢唇焦,烦闷不安,察脉弦数带滑,苔浊腻如糊、质红。辨证审脉,乃邪毒内陷,痰浊蒙蔽清窍,已属危候。姑拟救液生津,涤痰开窍法,仿拨云见日之意,俾痰祛浊化,能现红疹白㾦,方使邪毒壅遏局面可望转机。

处方:鲜生地60克(捣水汁冲),鲜金斛15克,鲜沙参15克,苦桔梗4.5克,白僵蚕12克,清水豆卷15克,双钩藤12克(后下),陈胆星9克,鲜菖蒲9克,鲜竹沥60克(冲),牛黄至宝丹[1]2粒(分2次研冲)。

二诊:红疹白㾦果然齐布,身热渐退,伴有咳嗽,思吃稀粥。邪从外达,肺胃得行清泽之令,可以额手称幸矣。大便连日不通,兼顾行腑运肠。

处方:西洋参6克(另煎服),鲜金斛12克,清水豆卷12克,金银花12克,净连翘12克,香青蒿9克,川、浙贝各6克,苦杏仁12克,制胆星4.5克,大腹皮9克,鲜茅、芦根各30克,凉膈散[2]12克(包)。

三诊:服第二帖时大便略通,自觉神清气爽,续予调理处方,经匝月,竟收全功。

【按语】 温邪郁而化火,火灼津液为痰,痰随热升,蒙蔽心包,神明无主。治疗上严二陵颇重视涤痰浊,醒神昏。治温病贵在透化,轻可去实,以宣气化湿,涤痰开窍为主要治则。又因温热之邪最易损伤津液,故同时配滋阴养液之品,使津充液足,有利转机。初诊之后,痰热渐解,阴液损伤而不易速复,津伤腑实,再施生津养液,润肠通腑,宣展气机,所谓"增水行舟"之法。

第三节　暑湿、暑温

暑湿案1 章某某,女,27岁

初诊:日间冒暑受热,夜来露宿感凉,初起形寒,继而壮热无汗,头胀且

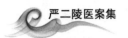

痛,胸闷欲呕,周身关节酸痛,脉象浮而数,苔薄白。暑为表寒所遏,阳气不得升越,先拟疏表透热。

处方:紫苏叶4.5克,青防风4.5克,广藿香9克,佩兰叶9克,蔓荆子6克,白蒺藜9克,香青蒿6克,金银花9克,夏枯草9克,丝瓜络9克,佛手片3克,甘露消毒丹[3]12克(鲜荷叶包)。

二诊: 药后汗出热大减,胸闷未宽,脉转缓,苔薄腻。暑湿尚未蠲除,夹热盘踞肺胃,继以解暑泄热,畅中宣化。

处方:广藿香9克,鲜佩兰6克,白蒺藜9克,夏枯草9克,香青蒿6克,大腹皮9克,制川朴4.5克,炒枳壳4.5克,淡竹叶9克,赤茯苓12克,广陈皮4.5克,六一散[4]12克(鲜荷叶包)。

【按语】 此为日间冒受暑热,复夜来感凉,暑为表寒所遏,阳气不能升越,初诊重在疏风解表,兼以清化暑湿。汗出热减,暑湿清而热未解,二诊继以解暑泄热,畅中宣化,以全其功。

暑湿案 2 俞某某,女,18岁

初诊: 身热五日,汗出不解,头昏且胀,胸脘痞闷,不时泛恶,口渴喜饮,小溲短赤,脉濡数,苔白腻。乃由暑邪挟湿,气机郁阻失宣,治拟清暑化湿,宣气达邪。

处方:清水豆卷15克,鲜藿香6克,鲜佩兰9克,香白芷3克,净连翘9克,金银花9克,生薏苡仁12克,淡竹叶9克,赤茯苓12克,通草4.5克,炙茵陈12克,飞滑石12克(鲜荷叶包)。

二诊: 前方服后身热略减,胸宇痞闷亦宽,口渴欲饮,苔转薄黄,脉数。湿化热留,续予清暑泄热治之。

处方:清水豆卷15克,净连翘9克,金银花9克,香青蒿4.5克,淡竹叶9克,黑山栀9克,赤茯苓12克,鲜佩兰4.5克,白蒺藜12克,川石斛9克,鲜芦根1尺,六一散9克(鲜荷叶包)。

【按语】 此乃暑热挟湿,按王孟英"暑令湿盛,必多兼感",是属暑湿并重兼感之候,初诊用清暑化湿,而以化湿为重,二诊湿去热留,重在清暑泄热之意。

暑温案 张某某,男,26岁

初诊: 发热逾候,汗出不解,渴喜冷饮,神倦嗜卧,面赤唇红,夜间神识时清时糊,且有谵语,脉象弦滑而数,舌绛黄燥。论证凭脉,暑邪内干心营,扰乱神明,邪势鸱张,亟以清营达邪,透热转气为要。

处方:带心连翘9克,金银花9克,京玄参9克,黑山栀9克,鲜菖蒲9克,益元散[5]12克(鲜荷叶包),青蒿梗9克,广郁金6克,辰茯苓9克,天竺黄9克,天花粉12克,牛黄清心丸[6]2粒(化服)。

二诊:药后神识转清,身热未退,汗多口渴,面红耳赤,脉象滑数,舌苔黄燥。暑邪虽已由营外达,而暑湿热邪,一时难以肃清,再以原法出入。

处方:鲜沙参12克,玉泉散[7]12克(包),鲜金斛12克,肥知母9克,净连翘6克,京玄参9克,天花粉12克,黛滑石12克(包)、香青蒿9克,嫩白薇9克,金银花9克,茅、芦根各30克。

三诊:高热得减,面红已除,舌苔黄燥转润,津液渐能来复,脉犹弦数,再以养阴泄热。

处方:京玄参9克,粉沙参12克,肥知母9克,天花粉12克,净连翘9克,金银花9克,香青蒿9克,朱赤苓9克,生薏苡仁12克,淡竹叶12克,益元散12克(包),活芦根30克。

四诊:身热退尽,脉象转缓,舌苔薄黄,小溲短赤。

原方去沙参、玄参,加入扁金斛9克,生麦芽15克,1周后停药观察。

【按语】　此为暑温重症。暑温是由感受暑热病邪所致的急性外感热病。暑邪炎热酷烈,侵犯人体每见发病急骤,热势亢盛,传变迅速。此例暑邪气分未解,已内干心营,扰乱神明,故见夜间神识时清时糊、谵语之症;暑邪极易耗伤人体津气,故见发热、汗出不解、渴喜冷饮、神倦嗜卧、面赤唇红之症。邪势鸱张,当以清营达邪为要。二诊暑邪虽已由营外达,然暑湿热合邪为病,病势缠绵难解,非一时得以肃清,续以清营少佐养阴。三诊暑邪渐退,津液来复,加强养阴泄热之功,以补津液之亏。四诊以养阴生津开胃善后。

第四节　伏暑、秋温

伏暑案　孙某某,女,52岁

初诊:秋邪外来,引动蕴伏暑湿,太阳、阳明同病,形寒发热,神倦力乏,头昏目花,咽红且痛,脉形滑数,舌红苔黄。温邪暑湿抑于里,既不能外达,又不

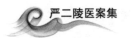

能从下而解，拟予疏泄达邪，清热化湿，表里双解法。

处方：清水豆卷 15 克，黑山栀 4.5 克，玉桔梗 4.5 克，生甘草 2.4 克，金银花 9 克，净连翘 9 克，炒牛蒡子 9 克，香青蒿 9 克，鲜芦根 1 尺，鸡苏散[8] 12 克（鲜荷叶包），冬瓜子 9 克，鲜佩兰 4.5 克。

二诊： 形寒发热已除，头昏亦减，神倦乏力如故，大便清泄，邪有出路。脉弦苔黄，续予清热解暑，和中化湿，仍宗太阳、阳明同治。

处方：川石斛 12 克，清水豆卷 12 克，金银花 9 克，净连翘 9 克，炒黄芩 4.5 克，扁豆花 4.5 克，生竹茹 9 克，冬瓜皮 9 克，生谷芽 12 克，朱茯苓 9 克，青蒿梗 6 克，干芦根 15 克。

【按语】 伏暑是由暑湿病邪引起的发于秋冬的一种急性热病。宋代《太平惠民和剂局方》首载伏暑之名。因夏月摄生不慎，感受暑邪，未即发病，迨至深秋霜降或立冬前后，复感当令之邪而诱发，夏暑之邪多兼湿，因而本病多具暑湿之特性。吴鞠通《温病条辨》言："伏暑、暑温、湿温，证本一源，前后互参，不可偏执。"故此例以辛凉疏解，清热化湿，则热退而安。

秋温案 葛某某，男，40 岁

初诊： 素体阴虚，木火过盛，势必刑金，曾患咯血，时届秋分以后，原有暑湿内伏，复感新邪，导致寒热纷争，继而但热无寒，半月不解，胸闷体痛，烦渴不已，胸前见有白㾦，脉象弦数带滑，舌质光绛起刺。系正虚邪盛，胃阴大伤，挟痰蕴结，虚实相同。急以扶正清解，兼化痰热。

处方：粉沙参 9 克，大麦冬 9 克，扁金斛 9 克，陈青蒿 6 克，京玄参 9 克，肥知母 9 克，生蛤壳 18 克，生竹茹 9 克，天花粉 9 克，冬瓜子 9 克，鲜藿香 4.5 克，鲜芦根 1 尺。

二诊： 药后热势减，津液渐复，㾦点晶明，邪从外达，胃气初复，稍入稀粥，脉弦数转缓，舌质转润而光，午后热象较高，口干唇燥，头昏耳鸣。再以清滋肺肾，佐入和胃。

处方：北沙参 9 克，大麦冬 9 克，细生地 12 克，扁金斛 9 克，京玄参 9 克，川贝母 4.5 克，制首乌 9 克，淮山药 9 克，生龟板 15 克，生白芍 4.5 克，陈青蒿 6 克，生、熟谷芽各 9 克。

三诊： 里虚邪伏已深，元气不能抵御，一时难以肃清，热减得回，舌光如前，午后潮热，再予原法。

处方:西洋参 4.5 克,大麦冬 9 克,细生地 12 克,京玄参 6 克,扁金斛 6克,生龟板 12 克,淮山药 9 克,大玉竹 9 克,青蒿梗 6 克,白茯神 9 克,生谷芽15 克,茅、芦根各 15 克。

【按语】 此例秋温晚发,阴虚体质,适值燥气当令,又加伏暑,均阴液伤甚,乃致正虚邪实之候。故以养阴增液扶正为主,兼以清解痰热。严二陵在清养肺肾的同时,亦不忘和胃生津,重视仲景"保胃气,存津液"①之旨,强调"胃气和则愈"。

第五节 秋 燥

秋燥有温燥、凉燥之区别。根据临床所见,温燥较多,这与司天泉有密切关系。

温燥案 张某某,男,31 岁,时在农历九月

初诊:肝阳素盛,木火内炽,上刑于肺,阴液内伤。入秋以来,燥气凌之,少有寒热,咳嗽频频,痰中带血。脉象弦细,舌苔中黄边白。燥气偏盛,邪在肌表,治以辛凉透泄,宗桑杏汤加味。

处方:霜桑叶 4.5 克,光杏仁 9 克,黑豆卷 6 克,焦山栀 4.5 克,生竹茹 6克,冬瓜子 9 克,南沙参 9 克,象贝母 9 克,大玉竹 9 克,天花粉 9 克,旱莲草 9克,生梨 1 只。

二诊:寒热已退,咳嗽早晚尤甚,脉弦细数,苔薄质红。肝肾阴虚,水不涵木,燥热灼金,血络内伤,当戢肝阳,佐以清燥润金。

处方:白滁菊 6 克,甜杏仁 9 克,川贝母 6 克,大玉竹 9 克,天花粉 9 克,白石英 24 克,粉丹皮 4.5 克,生白芍 4.5 克,女贞子 15 克,旱莲草 9 克,冬瓜子12 克,清炙枇杷叶 12 克(包)。

【按语】 此例为秋燥之温燥。感受秋季天旱燥气而发病,为秋燥之偏于热者,是谓温燥。此表证偏风热,化热伤络,痰中带血,加之肝阳素盛,木火内炽,上刑于肺。初诊予桑杏汤,清宣温燥,润肺止咳,强调辛凉透泄。因肝阳内

---

① 贯穿《伤寒论》全书的基本治则。"保胃气,存津液",有胃气则生,无胃气则死,留得一分津液,便有一分生机。

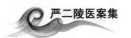

炽,日久肝肾阴虚,水不涵木,阴液内伤,津亏较重,当戢肝阳,滋阴润养,佐以清燥润金。药以白滁菊平肝疏肝;二至丸[9]女贞子、旱莲草补肾养肝,充填肝肾之精;白石英、枇杷叶,一寒一热,疗肺痿,补五脏,清燥润肺。

凉燥案　王某某,男,48岁,时在初秋

初诊:秋燥寒凉之气外束于表,肺先受邪,症现头巅胀痛,恶寒咳嗽,咯痰稀薄,鼻塞咽干,脉象浮弦,舌苔薄白。《经》云"燥凉所胜,平必苦温",仿杏苏散为主,佐入宣泄化浊之品。

处方:苦杏仁9克,紫苏叶3克,粉前胡6克,玉桔梗4.5克,生甘草4.5克,薄荷叶2.4克,白茯苓9克,炒枳壳4.5克,仙半夏4.5克,化橘红3克,白蒺藜12克,款冬花9克。

二诊:药后头痛已减,咳嗽痰薄,咽干唇燥,舌苔薄白腻,脉象弦滑,守原法出入。

处方:粉前胡6克,紫苏叶3克,苦杏仁9克,玉桔梗4.5克,白茯苓9克,炒枳壳4.5克,仙半夏4.5克,化橘红3克,款冬花9克,大玉竹12克,清炙枇杷叶12克(包)。

【按语】　此例为秋燥之凉燥。感受秋凉燥气而发病,秋燥之偏于寒者,是谓凉燥。凉燥之邪外束肌表,卫阳被遏,经气不舒,而见恶寒;燥气犯肺,肺气失宣,肃降失司,则生咳嗽;"燥胜则干"①,津气内伤,则现鼻塞咽干;邪在卫表,故苔薄白,脉浮弦。《素问·至真要大论》有言:"燥淫于内,治以苦温,佐以甘辛,以苦下之。"严二陵仿杏苏散轻宣凉燥为主,佐入宣泄化浊之品,"此苦温甘辛法也"。

第六节　冬　温

冬温案　林某某,男,36岁,时在严冬十二月

初诊:禀赋素弱,又感冬温乘袭而发,始则恶寒身热,旋即热感无寒,由午至暮热势加重,咳嗽气逆,胸痛烦闷,有痰不易外吐,脉弦滑数,舌绛苔黄,中灰

---

①　出自《素问·阴阳应象大论》。燥气偏胜,出现干燥的病理。燥气太过则耗伤津液,出现口鼻干燥、皮肤皲裂、毛发不荣、干咳无痰、小便短少、大便干结等症状。

且燥,证属冬温挟痰,胶着肺胃。"热依痰为关隘,痰据热为护符",合则热甚,分则势孤。治拟清热涤痰,以解胶结,可望热退而愈。

处方:金银花9克,净连翘9克,鲜石斛9克,京玄参9克,川、浙贝各4.5克,莱菔子9克,牛蒡子9克,白杏仁9克,粉葛根4.5克,炙枇杷叶12克(包),鲜竹沥60克(分2次冲服),黛蛤散[10]12克(包)。

二诊:得汗热减,热不恋痰,痰松能吐,咳嗽亦稀,当此燔灼之后,津液劫伤,口干咽燥,更衣虽通,小溲短少,苔灰已化,脉转缓滑。宗原意略增甘寒,继续从治。

处方:炒牛蒡子9克,玉桔梗4.5克,生甘草3克,川、浙贝各4.5克,海浮石9克,天花粉9克,冬瓜子12克,白通草4.5克,鲜金斛9克,京玄参9克,干芦根15克,黛蛤散12克(包)。

【按语】 冬日应寒反温,感受非时之邪,发为此疾。初起在卫,继而入气,挟痰热互蕴。故于透达之中,佐入清化痰浊,从而胶结得松,痰能吐出。毕竟热灼阴伤,是以口苦而燥、小溲短少,用药去苦寒,易甘寒,以养肺胃之阴,旋告收功。

第七节 湿 温

湿温每发于四季之末,土旺用事,又云长夏伤于湿易成湿温,以下为春、夏、秋、冬湿温病案5例。

湿温案1 赵某某,男,40岁,病发春季之末,三月下旬

初诊:发热半月余,汗出不解,头胀如裹,两目发黄,鼻塞声重,胸脘痞闷,周身关节疼痛且重,间有手足抽搐,舌苔白腻,边尖起燥,脉形濡弦且数。温邪挟湿,蕴遏气分,重在上中,郁结不解,渐至化热之象,激动内风,急予清温解热,畅中化湿,佐入熄风通络,希能转机为顺。

处方:清水豆卷12克,焦山栀4.5克,忍冬藤9克,净连翘9克,广郁金9克,大腹皮9克,双钩藤12克(后入),白蒺藜12克,蔓荆子9克,杏、苡仁各9克,朱赤苓12克,甘露消毒丹12克(包)。

二诊:药后热势减轻,头胀关节痛均瘥,目黄较淡,手足抽掣间或有之,苔

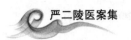

白腻，边尖燥象渐化，胸颈露有晶痦，痦闷略舒，温邪外达有机，所以内风得熄。但湿浊潴留一时难以肃清，守原意加减，徐图竟功。

处方：牛蒡子 9 克，黑山栀 4.5 克，忍冬藤 9 克，朱连翘 9 克，杏、苡仁各 9 克，带皮茯苓 12 克，净蝉衣 4.5 克，双钩藤 12 克（后入），白蒺藜 12 克，青蒿梗 9 克，炙僵蚕 6 克，甘露消毒丹 12 克（包）。

【按语】《医门棒喝·湿温》言："湿温者，以夏令湿盛，或人禀体阳虚多湿，而感四时杂气，遂成湿温。虽四时皆有，而夏秋为多。湿热二气胶黏，淹缠难愈。如从下受，则足肿体重；上受，则头目昏闷，胸满腹膨，乍寒乍热，胃不思食，渴不欲饮，大便溏泄，频而不爽；小便黄赤，短而不利。或变黄疸，或化疟痢，皆湿热二气合病也。"此例为春季末所发湿温。温邪挟湿蕴遏气分，重在上、中二焦，郁结不解，渐至化热之象，激动内风，而现手足抽搐，严二陵急予清温解热，畅中化湿，佐入熄风通络之法。且因湿邪缠绵难解，病势难去，守法以缓缓图之。

湿温案 2 宗某某，男，20 岁，病发夏季之末，七月下旬

初诊：夏末湿温，热逾旬日不退，头昏且痛，渴不多饮，胸闷纳呆，神倦少言，颈项胸前见有痦点，小溲短赤，脉弦滑而数，舌苔黄腻。湿热挟伏暑蕴郁气分不解，拟用清热化湿，解暑透泄之法。

处方：炒牛蒡子 9 克，净连翘 9 克，杏、苡仁各 9 克，白蔻仁 3 克（后入），鲜佩兰 6 克，飞滑石 12 克（包），赤茯苓 12 克，淡子芩 4.5 克，香青蒿 9 克，广郁金 6 克，淡竹叶 9 克，鲜芦根 30 克。

二诊：胸前痦点满布，色泽晶莹，身热始减，痦闷方宽，而舌苔仍然黄腻，脉滑而数。湿热之邪氤氲黏腻，不易骤然宣化，守原法继之。

处方：牛蒡子 9 克，净蝉衣 4.5 克，净连翘 9 克，黑山栀 4.5 克，鲜佩兰 4.5 克，白蔻仁 3 克（后入），杏、苡仁各 9 克，赤茯苓 12 克，广郁金 6 克，淡子芩 4.5 克，白通草 4.5 克，鲜芦根 30 克。

三诊：二进清热化湿，解暑通透之品，身热退，胃气苏醒，已思纳食，脉见缓滑，舌苔微黄。湿热已从表里分消，再以和中健胃，宣化余邪。

处方：扁金斛 9 克，仙半夏 6 克，白茯苓 12 克，生麦芽 15 克，新会陈皮 4.5 克，杏、苡仁各 9 克，广郁金 6 克，生竹茹 6 克，白通草 4.5 克，西茵陈 12 克，丝瓜络 4.5 克，干芦根 12 克。

【按语】 此例由于湿热蕴郁气分，痦点色泽晶莹，透达出表，方始热退而愈。湿热之邪留恋气分，胶结难解，郁蒸肌肤而发痦点。此非一汗即能透解，每随身热增高，热达汗出即透一批，于透发后热势递减，为津液充足，邪能外达之佳象。法以清热化湿，解暑透泄，兼以顾护胃气。

湿温案3 李某某，女，38岁，病发秋季之末，九月下旬

初诊： 燥热伏于肺，湿浊困于胃，旬余不化，日晡身热，微汗无寒，四肢酸痛，胸闷纳减，精神疲乏，大便溏薄，小溲短赤，脉象濡数，舌苔黄腻。治宜清肺之燥热，化胃家之湿浊，相互并进为前提。

处方：冬桑叶6克，清水豆卷12克，淡子芩4.5克，生竹茹6克，炒枳壳2.4克，飞滑石12克(包)，佩兰梗4.5克，青蒿梗9克，炙茵陈12克，大腹皮9克，白蔻仁2.4克(后入)，谷、麦芽各15克。

二诊： 前投清化之剂，身热渐退，胸闷肢酸亦减，唯胃气未复，脉濡缓，苔薄腻，再拟和中舒胃。

处方：清水豆卷9克，陈蒿梗6克，佩兰梗4.5克，仙半夏4.5克，赤茯苓12克，生苡仁12克，白蒺藜9克，谷、麦芽各15克，炙茵陈12克，广陈皮4.5克，鲜芦根30克，梨皮1只。

【按语】 此例燥热与湿浊并重，清肺之燥热，化胃家之湿浊，相互并进，揩治得当，收效迅速。本例芳香化浊之品为主，用药轻灵。佩兰、青蒿、大腹皮、白蔻仁、枳壳、竹茹等芳香化浊，行气燥湿；冬桑叶疏风散热，辛凉透表，使邪外出；淡子芩清气分之热；飞滑石淡渗清利，使湿热之邪从小便而出；清水豆卷、茵陈化湿清热，使热退而黄腻舌苔自化；谷、麦芽消导助胃气。

湿温案4 秦某某，女，48岁，病发冬季之末，十二月下旬

初诊： 冬日应寒反温，乘袭湿浊黏腻之质，而相互病发，蒙浊于上、中二焦，导致发热二旬不解，口渴不引饮，初则畏寒，继而热盛，神倦嗜卧，四肢酸重，胸宇气闷，舌苔灰黄而腻，脉象濡弦且数。湿浊缠绵，难以奏效，从宣解和化，清热逐湿入手。

处方：炒香豉9克，黑山栀4.5克，白僵蚕9克，苦桔梗4.5克，炙银胡4.5克，杏、苡仁各9克，白豆蔻2.4克(后入)，广藿香4.5克，赤茯苓12克，净连翘9克，甘露消毒丹12克(包)。

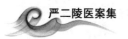

二诊：服药后热势已减，肢节酸重略轻，嗜卧渐甦，口渴欲饮，胸闷得舒，苔灰黄腻化薄，脉濡数已缓。邪气有分化之兆，宗原法跟踪追击，以竟全功。

处方：炙银胡4.5克，玉桔梗4.5克，白僵蚕9克，香青蒿9克，广藿、佩各4.5克，白豆蔻2.4克（后入），杏、苡仁各9克，大腹皮9克，白茯苓9克，谷、麦芽各12克，广郁金4.5克，甘露消毒丹12克（包）。

【按语】 此案为冬季乘袭湿邪所发之湿温。湿温乃感湿热疫疠之邪而作，故多发于夏秋之季，而此例发于冬日，乃素体湿浊黏腻潜伏，受邪触发于外，感而成温，湿温之邪蒙浊于上、中二焦。严二陵从宣解和化，清热逐湿入手，以栀子豉汤、银柴胡宣发上焦郁热；白豆蔻、广藿香、赤茯苓、白僵蚕、连翘宣化湿浊，清中焦之湿；桔梗、杏仁，一宣一降，复气机升降之能；薏苡仁导湿邪从小便而出，使邪有出路。守法守方，灵活加减，徐徐图之，以竟全功。

湿温案5 祝某某，男，21岁，病发于长夏。湿土当令，复杂证候

*初诊：*湿蕴化热，潜伏阳明，壮热无寒，头额剧痛，胸窒闷，口渴索饮，大便秘结，脉数而实，舌苔黄燥。邪不在表，故虽得汗，热仍不解，阳明实热之证，亟拟大承气汤加味。

处方：生川军9克（后入），生枳实4.5克，上川朴3克，元明粉9克（冲），白通草4.5克，扁金斛9克，杏、苡仁各9克，淡竹叶9克，天花粉12克，大腹皮9克，茅、芦根各30克。

二诊：昨服大承气汤加味，大便通，热势减，口渴亦缓。无如湿邪窃据未逐，清旷失舒，胸内窒闷如故，脉数，舌苔黄，治以泄热生津为继。

处方：扁金斛12克，天花粉12克，生枳壳4.5克，制川军3克，上川朴3克，大腹皮9克，省头草6克，金银花9克，淡竹叶6克，生苡仁12克，陈青蒿9克，赤茯苓12克。

三诊：湿浊熏蒸未艾，热势仍然起伏，渴喜冷饮，胸闷烦忧，夜来谵语，脉弦而数。势虑入营昏痉，再予芳香开逐，宣畅气机，俾邪从外达，以杜内陷之虑。

处方：紫雪丹[11]1.5克（吞），净连翘9克，鲜菖蒲9克，鲜石斛9克，川贝母9克，炒牛蒡9克，金银花9克，天花粉9克，京玄参9克，白杏仁9克，白茯神12克，白通草4.5克。

四诊：热减神清，胸膈宽舒，内蕴邪热，始得外达，再以循序前进。

处方：鲜石斛 9 克，川贝母 6 克，朱茯神 12 克，白杏仁 9 克，淡竹叶 6 克，生竹茹 9 克，广郁金 6 克，天花粉 12 克，鲜菖蒲 9 克，青蒿梗 9 克，金银花 9 克，鲜芦根 30 克。

五诊：余热减退，神安得寐，渴止，胸舒畅，邪退正虚，头昏耳鸣，纳食乏味，舌苔薄黄，脉缓。顾其胃气苏其困，得谷食以助元气。

处方：扁金斛 9 克，省头草 9 克，炒豆豉 3 克，白豆蔻 4.5 克（后入），生谷芽 15 克，糯稻根 15 克，生鳖甲 15 克，麦门冬 9 克，白茯神 15 克，陈青蒿 6 克，六神曲 9 克，细生地 12 克。

六诊：余热未尽，津伤未复，头昏体重，知饥少食，脉见小数，再以清养醒胃。

处方：扁金斛 9 克，省头草 6 克，炒香豉 3 克，香砂仁 2.5 克（后入），地骨皮 9 克，糯稻根 15 克，生鳖甲 15 克，麦门冬 12 克，陈青蒿 6 克，六神曲 9 克，细生地 12 克，生、熟谷芽各 15 克。

七诊：大病初愈，湿热尽化，胃津渐充，脉缓无力，头昏心悸，耳胀蝉鸣，正虚未复，再以调理。

处方：太子参 9 克，生鳖甲 15 克，辰茯神 12 克，京玄参 6 克，生白芍 4.5 克，六神曲 9 克，生、熟谷芽各 12 克，香砂仁 1.8 克（后入），稽豆衣 12 克，细生地 12 克，扁金斛 9 克，红枣 3 只。

【按语】 此例湿温错综复杂，湿热化燥，虽经导下而热势不减，且有谵语，故为迫眉入营之虑，三诊处方用紫雪丹，清热透泄，乃杜绝温邪内陷，为病情转机之关键所在，药后热减神清，邪得外达，湿化热退而愈。盖湿温有忌下之诫，唯恐损伤中气，但此患者阳明燥实之证已具，如应下而失下，亦足以贻误病机。故须灵活掌握，不介拘泥。

第二章
肝　病

第一节　严二陵肝病诊治特色

古人云：肝乃风木之脏，相火内寄，体阴而用阳，其性刚。主动主升，全赖肾水以涵之，血液以濡之，肺金肃降以平之，中宫土气以培之，则刚劲之质，得为柔和之体，遂其条达畅茂之性，此其常也。丹溪论述之：凡上升之气，自肝而出，性善升散，而恶郁遏，郁则气滞，此乃情志不舒，或有湿邪痰食，留阻中宫，肝木之气，为之郁也。其症则为嗳为呕，为胸腹满闷，甚则为胀为痛，皆肝气横逆也。又云：阴常不足，阳常有余^①。或曰：怒则气上，气有余便是火。亦有郁而生火者，其症则为吞酸，为胁痛，为狂为呃，为失血，皆肝火冲激也。肝主藏血，血燥生风，风主于木，木易生火，亦有火盛生风者，其症则为眩为晕，为痉为厥，为瘈疭，为卒中，为头痛，为目痒，皆肝风旋扰也。至于脉象，大都以弦为主，弦而无力为虚证，弦而有力为实证。有见人身脏腑气血，相互相应，各部平衡，何病之有。若肝气郁滞，肝火上冲，肝阳化风，肝风流窜，肝气下迫，则必然出现各种不同症状。

严二陵治疗肝病，一般分为三大类型：肝气、肝火、肝风。肝气又有肝胃

---

① 见《格致余论》卷一。阴，指津液精血。丹溪认为津液精血是人身的宝贵物质，在人的生命活动中不断消耗，易损难复，故阴常不足，若不注意保养精血，阴虚阳亢百病丛生。阳，指气、火。多指精血亏损，阴不济阳所产生的内火。丹溪认为饮食失节、嗜酒纵欲、伤戕过度、阳热易亢、虚火妄动，故阳常有余。

不和、肝脾失洽、肝气犯肺之别。肝火中则包括肝阳,同时又有虚火、郁火、实火之分。肝风则分肝风和肝阳。此外还有肝病及胆,肝火引动心火等。肝病既有肝气、肝火、肝风之别,临床治则也就以此三者为纲。肝气横逆则乘胃克脾,冲心犯肺;肝病及胆,挟寒挟热,挟痰挟湿,其症有虚有实,审证求因,治法各异。《黄帝内经》云:木郁达之,火郁发之[①]。又云:肝苦急,急食甘以缓之,肝欲散,急食辛以散之,用辛补之,酸泻之。

肝气者,郁而不舒,治拟舒肝解郁,调畅气机。肝风之证,有上冒巅顶,也有旁走四肢。上冒多由阳亢,旁走多因血虚。阳亢者宜熄风潜阳,血虚者宜养血和络。肝火燔灼,乃一身上下、内外无所不至,故肝火为病,其证不一。治法也不相同,实火宜清宜泻,郁火宜疏宜散,虚火则育阴潜阳。总之,肝为刚脏,职司疏泄,用药宜柔不宜刚,宜和不宜伐。故严二陵在治肝用药方面,一般采用甘温、甘凉、辛凉、甘平之剂,并且很注意养阴,特别是胃阴,尤为重视。

治疗肝气者,一般多选用旋覆梗、郁金、八月札、绿萼梅、佛手片、娑罗子等。若肝胃不和者,可加入新会陈皮、炙九香虫、炙猬皮、刘寄奴、老苏梗、制金柑、香橼皮;肝脾失洽者,可加入白术、白芍、怀山药、茯苓、大腹皮、扁豆衣、枸橘李等。治肝火者,可选用夏枯草、桑寄生、白蒺藜、茺蔚子、粉丹皮、淡黄芩、大青叶等。肝风之证,上冒巅顶,宜熄风潜阳,多用煨天麻、池菊花、嫩钩藤、珍珠母、石决明、羚羊角粉、全蝎粉等。旁走四肢者,宜养血和络,可选用当归、芍药、鸡血藤、豨莶草、甘草等。

第二节　肝　气

肝气犯胃案　吕某某,女,40 岁

初诊:经事长久失调,胃脘疼痛,目昏眩晕,面浮失眠,苔薄,脉弦小不畅。良由平素营虚,多思虑,悒郁寡欢,从而肝气上逆,升降机能乖违。《经》"左升

---

① 出自《素问·六元正纪大论》。木郁,指肝气郁结;达,疏泄畅达。肝气郁结症见两胁胀痛或窜痛,胸闷不舒,或恶心、吐酸,食欲不振,腹痛腹泻,苔薄脉弦,用疏肝解郁如逍遥散之类治疗。火郁,指热邪郁而内伏;发,发泄、发散。如温热邪至气分,症见身热、心烦、口渴无汗、舌苔粗黄,须辛凉透达,使患者微汗,则气分热邪可以向外散发,亦即透卫泄热。又如火郁抑于内,非苦寒沉降之剂可治,用升阳散火汤使其势穷则止。

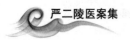

太过,右降不及"①之谓也。先以和营宁神,治调升降,化浊理气以平肝胃。

处方:紫丹参9克,苏木、子各9克,茯苓、神各12克,炙九香虫6克,制香附9克,制金柑3枚,金沸草12克,广郁金9克,望江南9克,大腹皮9克,绿萼梅4.5克,广陈皮4.5克。

二诊:药后脘痛、面浮均减,症情暂能缓解,但腹部渐起肿块,确诊为卵巢囊肿,即施行手术,术后继续中药调治,方宗培本扶元,气血双顾。

处方:党、丹参各9克,清炙芪9克,怀山药9克,孩儿参9克,当归身9克,炒白芍9克,清炙草3克,白茯苓12克,菟丝子9克,川断肉9克,金狗脊9克,鸡血藤12克,淮小麦15克,大枣3只,制首乌9克,制女贞9克,或加广陈皮6克,谷、麦芽各15克,糯稻根15克,柏子仁9克,远志肉6克,枸杞子12克,桑寄生12克,嫩钩藤12克。

【按语】 该患素体虚衰,自从腹部囊肿手术切除后,本元更亏,经常浮肿烘热,汗多心悸,腰脊酸楚,肝区胀痛,少腹气坠。显属肝脾肾同亏,厥气偏横,升降功能违常,用药重在肝肾,缓解后着重培本扶元,以复奇经冲、任、督、带为治则。

方中丹参、苏木和血宁心,佐入茯苓、茯神安神化湿,九香虫、郁金、望江南和胃消结,而起气血双调之功,制香附、金柑、金沸草、绿萼梅畅通气机,大腹皮、广陈皮取其消胀退肿。

肝脾不和案 1 祝某某,男,46 岁

初诊:素体脾虚湿盛,肝木乘之,以致中宫气运违常,肠失传导之能,引起脘腹作痛,便行溏泄,神疲力乏,噫气胸闷,口干不引饮,舌苔厚腻,脉象弦缓。证脉同参,显系肝脾不和,符合经文所述"木乘土位"之候,法从健脾舒肝,化湿运肠为准则。

处方:清炙芪9克,炒白术9克,扁豆衣、花各9克,茯苓、神各9克,制半夏6克,广陈皮4.5克,煨木香4.5克,炒枳壳4.5克,谷、麦芽各15克,砂仁壳2.4克(后入),炙鸡金4.5克,资生丸[12]12克(包)。

二诊:脘腹作痛、便泄噫气均改善,胸闷口干也见渐瘥,苔腻渐化,脉仍弦缓,守原法出入。

---

① 出自《黄帝内经》:左升太过,右降不及,何经之病? 曰右肺、左肝,肺肝同病,自然升降失常。

处方：孩儿参 12 克,甜冬术 9 克,清炙芪 9 克,怀山药 12 克,白茯苓 12 克,炒枳壳 4.5 克,制半夏 6 克,广陈皮 4.5 克,谷、麦芽各 15 克,炙鸡金 4.5 克,砂、蔻仁各 2.4 克(后入),资生丸 12 克(包)。

三诊：腹痛便泄俱止,胸闷消失,精神胃纳恢复常态,拟巩固方,以善其后。

处方：潞党参 12 克,生白术 9 克,白茯苓 12 克,清炙草 3 克,制半夏 4.5 克,广陈皮 4.5 克,怀山药 12 克,谷、麦芽各 15 克,砂、蔻仁各 2.4 克(后入),炒枳壳 4.5 克,糯稻根 12 克,大枣 5 枚。

【按语】　此患经常大便溏泄,中气久虚,脾土为湿所困。噫气胸闷,口干不引饮,舌苔厚腻。盖中州虚弱,土不能制木,从而肝木偏盛。其气郁于经,故脘腹作痛;厥气乘土,则便为之溏泄。证属肝脾同病,《金匮》启示于前,景岳述之于后,着重肝脾并治,调洽胃肠为准则。

方中黄芪、白术、扁豆衣、扁豆花用以健脾益气;茯苓、茯神、半夏、陈皮、木香、砂仁、枳壳以运脾理气;鸡内金、谷麦芽以消食和中,再配资生丸以振中土。几次处方中均取香砂六君之意,健脾化湿,和胃畅中,收到较好的效果。

肝脾不和案 2　王某某,女,50 岁

初诊：经事淋漓,久久不断,腰腿酸软,神疲乏力,升火眩悸,肝区胀痛,少腹气坠,木郁不达,气火下迫,冲任失约,奇经不固。亟以舒肝理脾,洽调冲任奇经为要务。

处方：醋炒柴胡 4.5 克,制香附 9 克,绿萼梅 4.5 克,淮小麦 30 克,清炙草 3 克,大枣 5 枚,白术、芍各 9 克,海螵蛸 12 克,陈棕炭 6 克,茯苓、神各 9 克,牛角腮 12 克,左金丸[13] 3 克(包)。

二诊：经水较少,肝区胀痛、少腹气坠均得缓解,腰酸乏力,仍然如故。原法出入,参加扶元之品。

处方：原方去绿萼梅、陈棕炭,加孩儿参 12 克,川断肉 9 克。

三诊：经水淋漓已净,肝痛腹坠大有好转,原法乘胜前进。

处方：党、丹参各 9 克,白术、芍各 9 克,醋柴胡 3 克,制香附 6 克,海螵蛸 12 克,大枣 7 枚,茯苓、神各 9 克,菟丝子 9 克,制女贞 30 克,川断肉 9 克,桑寄生 12 克,左金丸 3 克(包)。

【按语】　该患适逢更年期经事淋漓,腰酸眩悸,神疲乏力,肝区胀痛,少腹

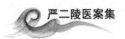

气坠,升火烦热,一系列肝气横逆现象。乃缘怫郁不达,从而厥气下迫,冲任奇经失其治调之常。气郁化火,导致血不循经而妄行,故以四逆、左金合法,佐入和管理气等品。盖血为气之配,气分若有寒热,升降凝滞,清浊变化,则血分莫不随之而异。

初诊用醋炒柴胡合白术、芍,仿四逆之意;制香附、绿萼梅舒畅肝气;海螵蛸、牛角䚡、陈棕炭和营止血,甘麦大枣、茯苓、茯神安宁神志,佐入左金丸理气清肝。复诊病情缓解,去绿萼梅、陈棕炭,减轻舒肝止血,参加孩儿参、川断肉扶本固元。三诊经净,胀痛气坠消失,神疲腰酸,势难求浚,药用党丹参、桑寄生、菟丝子、制女贞,乃是乙癸同源,虚则补母之义。

肝气犯肺案　赵某某,男,45岁

初诊:咳逆痰多,胸宇懊恼,面浮足肿,左手臂自觉酸胀,肝区作痛,脉细弦滑,苔薄质红。肺、脾、肾三脏同亏,肝木偏胜,从而升亢莫制,劫阴耗液,上失肃降之能,中乏健运之功,下少摄纳之权,亟拟养肺平肝,制木化痰,宗清金抑木之旨。

处方:南沙参9克,大玉竹12克,川百合9克,杭白芍6克,旋覆梗12克,代赭石15克,远志肉4.5克,玉苏子12克,茯苓皮15克,化橘红4.5克,清炙枇杷叶12克(包),半贝丸[14]9克(包)。

二诊:咳逆虽减未平,浮肿已退,纳食渐增,肝痛臂胀,持续而发,气机不顺,眩悸少神,续予养肺清肝,以资巩固。

处方:北沙参9克,大麦冬6克,川石斛9克,大玉竹9克,川百合9克,川、浙贝各4.5克,生白芍6克,冬虫夏草2克,橘白、络各3克,鸡血藤9克,生麦芽15克,炙枇杷叶12克(包)。

【按语】该患有肺结核、肺气肿史,曾经多次咯血,伴发梦绕纷纭,遗精滑泄,小溲淋漓不禁,肝区攻逆疼痛,动则气短不顺,眩悸浮肿,手臂作胀,形瘦神萎等一系列症状。确属金虚不能制木,木旺辱土,厥气上冲,侵袭水源,则见上气喘咳,诸恙并举,日久则劫阴耗液,肺、脾、肾三脏本元俱受损伤。本元累亏,职司失常,益肺滋液,理脾运中,再以纳肾镇逆,乃是当务之急,亦是养肺抑木,培土生金之意义。

方中以旋覆花、代赭石作镇肝的主要药物;南沙参、玉竹、百合养液生津;白芍、远志以宁神敛汗;茯苓用皮有利水消肿之功;橘红、半贝丸涤痰。二诊时病情缓解,胃纳得增,所以去旋覆花、代赭石、半贝丸等。主用北沙参、麦冬、石斛、玉竹、鸡血藤滋养肺阴,川百合、冬虫夏草补益肺金,白芍、生麦芽敛肝调胃,川浙贝、橘白络、炙枇杷叶化痰降浊。

第三节 肝 火

肝之虚火案 1 吴某某,男,40 岁

初诊:每逢劳累则小溲浑浊,腰脊酸痛,头目昏花,升火颧红,口干气短,神疲力乏,梦绕遗精,脉形弦细,两尺少神。系肝肾阴虚,浮阳上越之证。亟需滋水涵木,柔润伏阳。

处方:大生地 12 克,何首乌 12 克,怀山药 12 克,制黄精 12 克,女贞子 30 克,墨旱莲 9 克,生龙、牡各 15 克,生白芍 9 克,厚杜仲 9 克,川断肉 9 克,黑大豆 30 克,大补阴丸[15] 12 克(包)。

二诊:升火颧红,大有减轻,溲浑腰酸亦见改善。脉象弦细,精神疲乏,毕竟久虚之体,一时不易骤复。

处方:大生地 12 克,怀山药 12 克,制首乌 12 克,制黄精 12 克,制女贞 30 克,墨旱莲 9 克,肥玉竹 12 克,杭白芍 9 克,生杜仲 9 克,川断肉 12 克,甘枸杞 9 克,大补阴丸 12 克(包)。

三诊:上述诸症,爽然若失,精神亦能振作,脉细弦较为有力,口干得润,夜寐安宁,遗精未发,显见阴平阳秘佳兆。守原旨峻补肝肾之阴,图复其本。

处方:生、熟地各 9 克,怀山药 12 克,蒸萸肉 4.5 克,制首乌 12 克,制黄精 12 克,甘枸杞 12 克,炒白芍 9 克,白茯苓 12 克,厚杜仲 12 克,川断肉 12 克,炙龟板 12 克,二至丸 30 克(包)。

【按语】 肾水亏耗导致木盛阳亢之象。化源枯涸告竭,既不能水津四布,安能达到五经并行。确诊水不涵木,浮阳上亢,虑有内风蠢动之虞。所以宗《黄帝内经》之启示,法太仆之叙言,"壮水之主,以制阳光"[①]。

---

① 出自《素问・至真要大论》。简称为壮水制阳或滋水制火、滋阴抑火。是治求其属的治法,即用滋阴壮水之法,以抑制阳亢火盛。肾主真水,肾阴不足,则虚火上炎,出现阳偏亢之象,症见头晕目眩、腰酸足软、咽燥耳鸣、烦热盗汗等,此非火之有余,乃水之不足,故必须滋养肾水,用六味地黄丸、左归丸治疗。

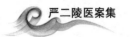

肝之虚火案 2　李某某，女，36 岁

初诊：素体羸弱，经来量少，目花眩晕，不耐劳顿，少腹气坠，带下绵绵，纳呆乏味，苔薄少华，脉形弦细。精血亏损，肝、脾、肾同病，治宜填精养血，调补三脏为主要目标。

处方：紫丹参 12 克，海螵蛸 12 克，净归身 6 克，炒白芍 6 克，制女贞 15 克，墨旱莲 9 克，枸杞子 9 克，远志肉 4.5 克，炒枣仁 4.5 克，生谷芽 30 克，制香附 4.5 克，归脾丸[16] 12 克（包）。

二诊：药后经来较畅，带下减少，其他症状也有改善，但腰酸乏力仍较甚。再守原法进展，扩充其制。

处方：大丹参 12 克，炒白芍 6 克，海螵蛸 12 克，枸杞子 9 克，川断肉 9 克，制首乌 12 克，炒枣仁 4.5 克，制香附 4.5 克，桑寄生 12 克，谷、麦芽各 15 克，二至丸 15 克（包），归脾丸 12 克（包）。

三诊：药后效果颇为显著，嘱其再按原方服药 3 周，停药观察。

【按语】　该患禀赋虚亏，平素多思多虑，脑髓耗伤，导致精竭血枯，新生力量呆滞，所以亟需培补肝肾阴血，益脑填精，宁神养心，徐图充实其本之计，标本兼顾之法。

　　丹参一味功同四物，归身、白芍、枸杞子、女贞子、旱莲草滋养肝肾，益血和营，海螵蛸润枯固带，谷芽、香附理气悦胃，远志、枣仁宁神益智，加入归脾丸，符合摄血以调冲任。复方去归身、远志、女贞子、旱莲草，加入首乌、川断、桑寄生补益脾肾，谷芽加麦芽，增加醒胃之力，二至、归脾合用，乃相得益彰之功。

肝之实火案　范某某，女，59 岁

初诊：高血压多年，经常眩晕面浮，双目花糊，伴发心悸惊惕，烘热升火，情绪紧张，烦躁易怒，不得安寐，咽燥口干，苔腻质红，脉象弦滑。审证求因，显属火热亢盛，夹痰浊上扰清空所致。亟以清热泻火，涤痰降浊，苦寒直折火焰，涤痰以利清空之蒙蔽。

处方：羚羊角粉 0.6 克（吞），珍珠母 30 克（先入），川雅连 1.5 克，淡黄芩 4.5 克，焦山栀 4.5 克，粉丹皮 6 克，夏枯草 12 克，决明子 12 克，陈胆星 6 克，天竺黄 4.5 克，火麻仁 15 克，指迷茯苓丸[17] 15 克（包）。

二诊：药后血压渐降，面浮眩晕，烘热口干均瘥，咳痰黄厚颇多，自觉轻松，脉弦，舌质红转淡，边起齿痕。拟改进润燥养阴避腻，调理肝脾为佐。

处方：金石斛 9 克,稽豆衣 12 克,珍珠母 30 克(先人),枸杞子 15 克,女贞子 15 克,旱莲草 9 克,粉丹皮 6 克,淡黄芩 4.5 克,天花粉 9 克,陈胆星 4.5 克,桑椹子 12 克,指迷茯苓丸 15 克(包)。

【按语】　该患血压持续较高,症状也较复杂。辨证论治,属肝之实火范畴。法用平肝泻火,涤痰降浊,佐入泽枯润燥之品。再按病情轻重缓急,互参应用,乃能获效。经过几诊治疗,血压渐趋稳定,症状均能改善。正如叶氏所说:缓肝之急,在于熄风,滋肾之阴,以制其火,诸症自可平静。

初诊时主药羚羊角粉、珍珠母镇静安脑,川连、黄芩、丹皮、山栀苦寒泄热,夏枯草、决明子平肝降压,胆星、天竺黄化痰热,麻仁润燥通幽,指迷茯苓丸涤痰和络。二诊上焰之火得以下降,苦寒之品大量减少,转向甘寒养液,石斛、稽豆衣、女贞子、旱莲草、枸杞子、桑椹子滋阴不腻,珍珠母、丹皮、黄芩清余火,天花粉、胆星、指迷茯苓丸以润燥化痰和络之用。

肝之郁火案 1　梁某某,女,58 岁

初诊: 素来多忧善愁,导致眩晕头胀,脘胁烦闷,形寒形热,泛恶纳呆,神疲乏力,面色萎黄,脉象弦小,苔薄质红,尖边有刺。肝郁日久,蕴热化火,气火上扰,营卫违和,治拟解郁舒畅,清肝降火。

处方: 旋覆梗 9 克,广郁金 9 克,夏枯草 9 克,白蒺藜 12 克,大腹皮 9 克,橘皮、叶各 4.5 克,八月札 12 克,绿萼梅 4.5 克,望江南 9 克,川、浙贝各 3 克,淡枯芩 4.5 克,越鞠丸[18] 12 克(包)。

二诊: 症状逐渐好转,唯胃纳不馨未能改善,续予原方去橘皮叶,加谷、麦芽各 15 克,嘱服 3 周停药。

【按语】　本方中旋覆梗、广郁金、八月札、绿萼梅、望江南疏肝解郁,是临床上常用之品。夏枯草、白蒺藜平肝以解郁,大腹皮、橘皮叶疏肝运气,以宽胀闷,川、浙贝化痰解郁,枯芩清郁勃之火,越鞠丸解六般郁结。

肝之郁火案 2　罗某某,女,40 岁

初诊: 颈淋巴结结核历经两载,形容消瘦,寒热往来,右肋隐痛,少腹疼胀,经来量少,带下绵绵,眩晕目花,四末不仁,脉形弦细,舌淡少华。血虚肝旺,结痰阻络,心脾失治,拟以养血调肝,和络涤痰,以洽心脾。

处方: 净归身 9 克,炒白芍 9 克,海螵蛸 12 克,夏枯草 12 克,猫爪草 30

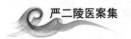

克,川、浙贝各3克,桑寄生12克,川断肉12克,朱茯神12克,马齿苋15克,制香附9克,归脾丸12克(包)。

二诊:服药2周,症状改善较为明显,效果尚属理想,按原法出入,希望逐步奏效。

处方:大丹参12克,净归身9克,炒白芍9克,海螵蛸12克,夏枯草12克,猫爪草30克,川断肉12克,朱茯神12克,川、浙贝各3克,谷、麦芽各15克,制香附9克,归脾丸12克(包)。

【按语】 归身、白芍、归脾丸养血和营,川断、海螵蛸、桑寄生调治肝脾,川浙贝、夏枯草、猫爪草、马齿苋化痰消结,香附、茯神理气宁神,谷、麦芽养胃运脾。以上郁火两例,一则属气,一则属营。总的说来,肝气化火都由七情内伤,气机不得舒畅所致,也就是"气有余,便是火"之含义。投以理气解郁,郁得开朗,其火自平。《黄帝内经》所谓"火郁发之"是也。叶天士论述郁证,全在病者性情舒畅,医者做到构思精巧,不重攻补。在乎用苦寒泄热,且不损胃,用辛理气而不破气,用滑润濡养燥湿而不滋腻,用宣通而不拔苗助长。掌握原理,方能无往不利。尚有外感风热、肠胃结热积湿所致之实火,前者宜以辛凉解表,后者宜以苦寒直折或咸寒泻下,已不属肝病范畴,不再多赘。

第四节 肝 风

肝风案1 王某某,女,51岁

初诊:经常眩晕目昏,头痛眼浮,面红升火,左侧面肌麻痹牵掣,四肢麻木不仁,此平彼起,缠绕不休,类中之兆,端倪已露,不可忽视,贻误病机。舌苔浊腻,脉形弦滑,至数不匀。论证据脉,显系肝风蠢动,上扰清空。痰浊随之而蒙窍,导致神驰弗宁。亟以平肝熄风,宁神涤痰,佐入和络清营,化浊疏泄,综合图治。

处方:石决明30克(后下),粉丹皮9克,珍珠母30克(先入),海贝齿30克,双钩藤12克(后下),淡枯芩4.5克,夏枯草12克,白僵蚕9克,白蒺藜12克,广地龙9克,桑寄生、枝各12克,指迷茯苓丸12克(包)。

二诊:阳亢火盛,头痛眼浮得以改善,面肌肢麻依然,仍守前法,原意出入。

处方：煅石决明 30 克,双钩藤 12 克(后入),大丹参 9 克,鸡血藤 9 克,白蒺藜 12 克,白僵蚕 9 克,广地龙 9 克,桑寄生、枝各 12 克,豨莶草 12 克,制南星 4.5 克,小胡麻 9 克,指迷茯苓丸 12 克(包)。

三诊：肢麻牵掣已经缓解,上亢之阳得以平静,诸恙均有向愈之象,再宗原法,以善其后,嘱服 3 周,停药观察。

处方：女贞子 30 克,墨旱莲 9 克,稽豆衣 12 克,煅珍珠母 30 克,白蒺藜 12 克,双钩藤 12 克(后下),桑寄生 12 克,豨莶草 12 克,制南星 4.5 克,小胡麻 9 克,带子丝瓜络 9 克。

【按语】　初诊着重平肝熄风,石决明、珍珠母、海贝齿为主;佐入丹皮、枯芩、钩藤清营解痉;夏枯草、僵蚕、白蒺藜抑木疏泄;地龙、桑寄生、枝、指迷茯苓丸解痉和络。二诊减少重镇之品,加入丹参、鸡血藤、胡麻和血滋润,制南星、豨莶草祛风化湿。三诊用二至养阴,加以稽豆衣滋柔和营,再加珍珠母镇静安宁,全面照顾。方中指迷茯苓丸取其和络解痉,荡涤流窜之痰,在临诊中应用,效果较为明显。

肝风案 2　林某某,女,60 岁

初诊：心悸怔忡,神志不安,多疑恐惧,每逢刺激尤甚;近逢感冒,鼻塞声重,头胀目昏,形寒内热,夜寐不安,舌苔薄白,质红,脉象浮滑且数。证属肝风本病,而感染外风。治先疏解,佐入平肝宁神,最为适当。

处方：桑、滁菊各 6 克,双钩藤 12 克(后下),粉前胡 9 克,苦杏仁 9 克,蔓荆子 6 克,净蝉衣 3 克,夏枯草 9 克,白蒺藜 12 克,远志肉 4.5 克,朱茯苓 12 克,桑寄生、枝各 12 克,鸡苏散 12 克(包)。

二诊：外感尚未痊愈,内风激动,头胀眩悸,烦躁失眠,络脉酸楚。诸症峰起,本病毕露,势所必然,方予标本兼顾。

处方：嫩钩藤 12 克(后下),夏枯草 12 克,白蒺藜 12 克,桑、滁菊各 4.5 克,白僵蚕 4.5 克,杏、苡仁各 9 克,朱茯苓 12 g,浙贝母 9 克,远志肉 6 克,广地龙 9 克,干菖蒲 4.5 g,罗布麻叶 9 克。

【按语】　桑、滁菊、双钩藤辛凉疏解,粉前胡、苦杏仁、蔓荆子、蝉衣疏散外邪,鸡苏散同奏清散风热之功,夏枯草、白蒺藜平肝潜阳,远志、朱茯苓宁神。二诊外感尚未痊愈,然而内风激动更为明显,故加重平肝之剂,标本兼顾,疗效较好。

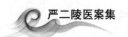
肝风病机有异,一是纯属内风蠢动,二是外风引动内风。治疗方法必须区别对待,总的说法,诸症皆从肝起,但是肝性刚强难驯,风火亢盛之威,既可上及巅顶,又可旁窜入络,故用药须宜避刚就柔,乃是尊《黄帝内经》之旨,宗叶氏之方①,缓肝之急以熄内风。

肝主藏血,血燥生风,风主于木,木易生火,故火易生风,风者善行而数变,火者暴焊而酷烈,风火相煽,变化莫测,症状所见,眩晕目花,舌本麻木,耳鸣作响,夜不安寐,面红升火,全身筋肉牵掣,络脉麻痹不仁,甚至遍体针刺而致痉挛类中。概属肝风蠢动所致,治则当以熄风潜阳,平肝和络为主。若夫脾虚痰湿盛者,形体素胖,面色㿠白,口中黏痰,神疲乏力,脘腹不畅等。至于外风感染,引起发热,络脉酸楚疼痛,引动肝风者,是有一系列热病的症状可据。法从外风宜疏,内风宜熄,这是正治;或者外风,肝风并治,乃属标本兼顾之措施。

第五节　肝病兼证

肝病及胆案　卓某某,女,48 岁

初诊:右胁胀痛,牵引脊背,头痛眩晕,目花且糊,鼻衄龈血,面目微黄,肢软乏力,右腿麻木,大便时溏时结,脉弦苔薄。显属肝胆同病,厥气横逆,导致胃肠功能紊乱。治拟调肝利胆,洽和胃肠,佐入化湿。

处方:青蒿梗 9 克,淡黄芩 4.5 克,金铃子 9 克,延胡索 9 克,绵茵陈 12 g,焦山栀 4.5 克,广郁金 9 克,制香附 9 克,夏枯草 12 克,马齿苋 30 克,参三七粉 1.5 克(分吞),香连丸[19] 6 克(包)。

二诊:鼻衄龈血已止,胁痛引背缓解,便行成条,头痛眩晕、腿软麻木仍然,守原意出入。

处方:青蒿梗 9 克,双钩藤 12 克(后下),绵茵陈 12 g,焦山栀 4.5 g,夏枯草 12 克,广郁金 9 克,金铃子 9 克,延胡索 9 克,白蒺藜 12 克,八月札 12 克,仙鹤草 30 克,左金丸 4.5 克(包)。

三诊:面目微黄已退,胁痛头疼亦平,精神胃纳均可,嘱其切忌劳累,不可多食油腻。盖此病根深蒂固,复发难免,拟予以资巩固。

---

① 叶氏养肝以酸甘化阴为主,因"以酸能柔阴""甘能缓其急",用药如生地、阿胶、白芍等。

处方：女贞子 30 克，旱莲草 9 克，双钩藤 12 克（后入），淡枯芩 2.4 克，仙鹤草 30 克，炒楂、曲各 9 克，夏枯草 12 克，桑寄生 12 克，金铃子 9 克，延胡索 9 克，八月札 12 克，绿萼梅 4.5 克。

【按语】　本例初诊时一般处方多宗大柴胡汤，用青蒿既有效而不升提劫阴。佐入黄芩、茵陈、山栀清肝化湿，郁金、香附、夏枯草利胆消结，金铃子、玄胡、三七调肝定痛止血，马齿苋、香连丸治和胃肠，以调功能紊乱。二诊血止痛减，头眩仍然，减去黄芩、三七、香连等，加入钩藤、白蒺藜平肝清泄，八月札调肝舒畅，益以左金丸苦辛合法，降逆抑肝。三诊时两目黄势已退，诸恙若失，故予二至为主，以养消耗之阴，钩藤、枯芩以清肝胆，夏枯草平肝消结，仙鹤草、桑寄生取以恢复益元，楂、曲醒胃健中，绿萼梅疏肝解郁。

肝火引动心火案　李某某，男，50 岁

初诊：高血压经常，失眠日久，心悸怔忡，恐惧多疑，头痛目赤，汗出蒸蒸，胸膺痛偏左，溲赤便秘，舌燥且红起裂，脉形弦滑且数。平素用脑过度，阴津耗伤，劫液熬痰，痰火上阻，既失清降，导致阴不配阳，从而神驰弗宁。亟予存阴增液，以潜阳亢，佐入和胃涤痰之品，尤须怡性养神，患者与医生配合，方能获效。

处方：粉沙参 12 克，京玄参 9 克，生山栀 4.5 克，淡黄芩 4.5 克，竹叶心 9 克，莲子心 6 克，珍珠母 30 克（先入），淮小麦 30 克，酸枣仁 4.5 克，陈胆星 6 克，黛蛤散 12 克（包），朱砂安神丸[20] 9 克（包）。

二诊：血压正常，心悸胸痛均瘥，便秘已通，舌燥转润，阴液来复，阳亢得潜，痰浊宣化有机，但神志未能安宁，夜寐依然如故。阳浮一时难驯，嘱服原方，3 周停药观察。

【按语】　《经》云：心藏神，肝藏魂。本患平素用脑过度，五志七情过极，阴液耗伤，肝阳妄动，魂无所舍，引起心火，神无所依，煎熬真阴，劫液成痰，导致阴不配阳，神驰弗宁。所以清泄肝火，乃当务之急，使火不灼阴，津液得以来复，滋柔养血，使肝阳容易潜平，证虽错综复杂，但措施得当，就能满意获效。

方中沙参、玄参存阴增液，生山栀、淡黄芩、竹叶心、莲子心清心泻火，珍珠母、淮小麦养心镇静，黛蛤散、胆星清肝化痰，枣仁、朱砂安神丸宁志安神。二诊既获显效，所以毋庸更章，嘱服原方图治。

第三章
哮 喘 病

第一节 严二陵哮喘病诊治特色

哮喘属于呼吸道疾患之一,是临床上的常见病、多发病。中医学对"哮"与"喘"有所区别。《医学正传》指出"哮以声响言,喘以气息言"[①]。呼吸急促,喉间有水鸡声者,谓之哮;呼吸喘促,甚则张口抬肩不能连续以息者,谓之喘。唯哮者必兼喘,故一般通称哮喘,而喘未必兼哮。中医理论认为其病主要在肺,因肺为气之主,职司呼吸,外合皮毛,为五脏华盖。故内外之邪干肺,皆可导致肺气胀满,清肃失令,呼吸不利,气逆而为喘息。本病发作时的基本病理变化为"伏痰"遇感引触,痰随气升,气因痰阻,相互搏结,壅塞气道,肺管狭窄,通畅不利,肺气宣降失常。《证治汇补》云:"哮即痰喘之久而常发者,因内有壅塞之气,外有非时之感,膈有胶固之痰,三者相合,闭拒气道,搏击有声,发为哮病。"总之,哮喘的病因,不外内、外二因:外因是受六淫之气侵袭;内因是情志抑郁,劳倦过度,或房事不节,精气自夺,精本于肾,气主于肺,故气分耗伤。病必自上而下,由肺而脾,以致于肾。精气受损,病必自下而上,由肾及脾,以致于肺。人体脏腑互相联系,互相约制,肺功能失常,不但可以造成呼吸道疾病,而且其他脏腑也可受其影响,又肺气贯百脉而通他脏,故他脏有病,也常累及于肺。也有的肺、脾二脏症状同时出现,或肺、肝二脏症状同时出现者。久病不

---

① 即指出喉间痰鸣,声如拽锯者谓之哮;呼吸急促,不能以息者谓之喘。

已,势必及肾,可同时出现肺、脾、肾三脏功能失常的征象。临床表现也极为错综复杂。

根据严二陵临床上治疗哮喘的经验。除了常见的寒、热、虚、实四种分型外,还有肺脾同病,以及肺、脾、肾三脏俱病型,根据临床辨证分型进行治疗。在用药方面,严二陵亦具独特之处。如寒喘的治疗,一般惯用麻桂,但严二陵认为,肺为华盖,上焦如羽,只需轻可去实,用药得当,自能奏效。今举几个案例,不够全面,仅供临床参考。

第二节　寒　喘

寒喘案　丁某某,男,16岁

初诊:气喘历经 10 年之久,逢感即发,喘咳胸闷,纳呆口淡,咯痰白沫,且多清稀,舌苔白滑,脉弦滑。阴寒浊痰壅阻于上、中二焦,肺失宣散之常,脾乏运化之机。宗"寒者温之,结者散之"之义,治以温肺运脾,和胃化痰。

处方:炙桂枝 4.5 克,制川朴 3 克,淡干姜 2.4 克,光杏仁 12 克,姜半夏 9 克,化橘红 4.5 克,佛耳草 15 克,炙紫菀 9 克,远志肉 4.5 克,旋覆梗 9 克,香砂仁 2.4 克,煅鹅管石 9 克,7 剂。

二诊:喘咳改善,咯痰尚未爽,胸膈窒闷,拟原法加减。

处方:姜半夏 9 克,广陈皮 4.5 克,光杏仁 12 克,佛耳草 15 克,金沸草 9 克,广郁金 9 克,广地龙 9 克,白芥子 4.5 克,苏、菔子各 4.5 克,款冬花 9 克,煅鹅管石 9 克,沉香曲 4.5 克,7 剂。

三诊:胸闷喘咳,大有好转,纳谷不馨,脉象濡弦,苔腻渐化。宗气累伤,肺脾之阳不能振展,从本调理,巩固疗效。

处方:潞党参 9 克,炒白术 9 克,云茯苓 9 克,清炙草 4.5 克,炙黄芪 9 克,半夏曲 9 克,化橘红 4.5 克,谷、麦芽各 15 克,广地龙 9 克,炙远志 9 克,旋覆梗 9 克,银杏肉 7 枚(打),7 剂。

服上药后,体力逐渐恢复,即停汤药,改服香砂六君丸,缓图根治。

【按语】　哮喘的病理因素以痰为主,如朱丹溪说"哮喘专主于痰"[①]。痰的

[①]　《丹溪心法》指出治喘:"必用薄滋味,专攻于痰。"把祛除伏痰作为治疗喘证的大法之一。

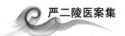

产生,主要由于外邪侵袭、饮食不当、禀赋失调、病后体虚等多种原因,导致人体津液不归正化,凝聚而成。如痰伏于肺,则成为发病的"夙根"。气候、饮食、情志、劳累等为本病的诱发因素,其中尤以气候变化为主。《景岳全书》曰:"喘有夙根,遇寒即发,或遇劳即发者。"①《金匮要略》明确指出了哮病发作时"咳而上气,喉中水鸡声"②的特征,并从病理上将其归属于痰饮病中的"伏饮"③证,创制小青龙汤、射干麻黄汤等多首著名的治疗方剂。

方中桂枝发汗解肌,温通经脉,通阳化气;干姜温中散寒,回阳通脉,温肺化饮;两药共奏温肺逐饮之效。半夏燥湿化痰,降逆止呕,消痞散结;厚朴燥湿行气,消积平喘;化橘红理气宽中,燥湿化痰;杏仁止咳平喘,润肠通便;佛耳草化痰止咳,祛风除湿;紫菀润肺下气,化痰止咳;远志宁心安神,祛痰开窍;旋覆梗,性善疏散,降逆化痰止呕;砂仁化痰开胃,温脾止泻;煅鹅管石补肺,壮阳。诸药联用,运脾和胃,化痰止咳。

二诊喘咳改善,咯痰尚未爽,胸膈窒闷,继予前法出入,加强化痰之力。

三诊胸闷喘咳,大有好转,纳谷不馨,遂予治本,缓则图之,以四君子汤理气健脾,培补后天。服上药后,体力逐渐恢复,改服香砂六君丸[21],缓图根治。

第三节 热　　喘

热喘案　徐某某,女,28岁

初诊:喘咳素恙,劳累逢感,一触即发。咯痰黄厚,黏稠不爽,口干烦闷,面红升火,便艰溲赤,脉形弦滑,苔黄少津。缘于内燃之火灼金劫液,熬炼为痰,痰气交阻,闭塞气道,肺失肃降之职,喘咳因此频发。证属气实肺盛,拟予清热泻肺,涤痰降浊。此乃热者清之,实者泻之为准则。

处方:南沙参12克,肥玉竹9克,江剪刀草15克,杏、苡仁各9克,地骨皮9克,海浮石12克,川、浙贝各4.5克,桑叶、皮各9克,鱼腥草15克,广地龙9克,甜葶苈9克,7剂。

---

① 《景岳全书》曰:"喘有夙根,遇寒即发,或遇劳即发者,亦名哮喘,未发时以扶正气为主,既发时以攻邪气为主。"
② 《金匮要略》云:"咳而上气,喉中水鸡声,射干麻黄汤主之。"
③ 伏饮,痰饮病的一种。出自《金匮要略·痰饮咳嗽病脉证并治》。痰饮潜伏于体内,或留饮去而不尽,经常发作者。症见喘满咳唾,若外感寒邪,则兼见憎寒发热、背痛腰疼、目泪自出、身动等。

二诊：喘咳缓解，便行略畅，但仍咯痰未爽，脉形转缓，继以前法出入。尤须戒躁戒恼，安逸静养，配合药饵治疗，则事半功倍，方能早复健康。

处方：珍珠母 30 克(先入)，肥玉竹 9 克，杏、苡仁各 12 克，冬瓜仁、皮各 9 克，粉沙参 12 克，地枯萝 12 克，嫩白前 4.5 克，广地龙 9 克，瓜蒌皮 9 克，江剪刀草 15 克，旋覆梗 9 克，黛蛤散 12 克(包)。

服药 2 周，症渐平复，改服清气化痰丸[22]。

【按语】　方中南沙参养阴清肺，祛痰，益气；玉竹养阴润燥，生津止渴；江剪刀草清热化痰；杏仁止咳平喘；广地龙清热平喘；薏苡仁健脾利湿；地骨皮清肺降火；海浮石清热化痰；川贝母化痰止咳；浙贝母清热化痰；桑叶发散风热；桑白皮泻肺平喘；鱼腥草清热解毒，消痈排脓；葶苈子泻肺平喘，利水消肿。

二诊后，喘咳缓解，便行略畅，但仍咯痰未爽，脉形转缓，继以前法出入。加强化痰止咳之力，加用珍珠母平肝潜阳；冬瓜仁清肺化痰；冬瓜皮利水消肿；粉沙参(明党参)润肺化痰；地枯萝行气化痰，利水消肿；嫩白前降气消痰；瓜蒌皮利气宽胸；旋覆梗(金沸草)降气化痰，降逆止呕；黛蛤散清肝泻肺，化痰止咳。

第四节　虚　　喘

虚喘案　高某某，女，59 岁

初诊：喘促短气，咯痰不利，甚则张口抬肩，倚息不得卧，胃纳呆顿，渴喜热饮，溲频腰酸，形瘦神疲，恶寒怯冷，面部浮肿，舌淡且胖有齿痕，脉形浮迟。此乃心肺之气已虚，久病累及脾、肾，上盛下虚，虚喘之候。治宜培益脾肾，理肺强心，纳气归元。

处方：移山参 6 克，蛤蚧粉 1.5 克(吞)，淮山药 12 克，山萸肉 4.5 克，五味子 4.5 克，鹿角片 9 克，补骨脂 9 克，清炙草 4.5 克，紫石英 30 克，钟乳石 12 克，佛耳草 12 克，胡桃肉 2 个，7 剂。

二诊：喘息气短，较前减轻，略能平卧，面浮怯冷逐渐改善，仍守原法增删。

处方：移山参 6 克，淮山药 9 克，山萸肉 4.5 克，五味子 3 克，鹿角片 9 克，补骨脂 9 克，清炙草 4.5 克，紫石英 30 克，钟乳石 12 克，佛耳草 12 克，桑寄生

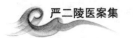

12克,银杏肉7枚(打),7剂。

三诊:喘息得平复,精神较振,浮肿渐有消退之兆,溲频眩晕亦缓,脉转濡软,舌胖齿痕,均见改善,守原法再进。

处方:潞党参12克,淮山药12克,五味子2.4克,清炙草4.5克,紫石英30克,补骨脂9克,菟丝子9克,桑寄生12克,仙鹤草15克,旋覆梗9克,代赭石9克,银杏肉7枚(打)。

【按语】《景岳全书·喘促》云:"实喘者,气长而有余;虚喘者,气短而不续。实喘者,胸胀气粗,声高息涌,膨膨然若不能容,惟呼出为快也;虚喘者,声低息短,惶惶然若气欲断,提之若不能升,吞之若不相及,劳动则甚,而惟急促似喘,但得引长一息为快也。"虚喘培补摄纳为主,或补肺,或健脾,或补肾,或养心,诸脏腑每多相关,治疗不可截然分开,肾主纳气,为气之根,虚喘重在治肾,以纳气归元,使根本得固。对于阳虚则温补之,阴虚则滋养之。

方中移山参大补元气,补脾益肺,生津止渴,安神益智;蛤蚧粉助肾阳,益精血,补肺气,定喘嗽。淮山药益气养阴,补脾肺肾;山萸肉补益肝肾,收敛固涩;五味子敛肺滋肾,生津敛汗;鹿角片壮肾阳,益精血强筋骨。补骨脂补肾助阳,纳气平喘;清炙草甘温,补脾润肺;紫石英镇心安神,温肺,暖宫;钟乳石温肺,助阳,平喘;佛耳草化痰止咳,祛风除湿。胡桃肉温肺定喘,润肠通便。

第五节　实　　喘

实喘案　李某某,男,40岁

初诊:素体痰多湿盛,外邪侵袭,肺气不宣,肃降失司,以致喘息气逆,胸宇窒闷,咯痰不利,舌苔浊腻,脉弦紧带滑。实喘之候,拟予辛开化浊,宽胸涤痰,肃畅清旷之区为务。

处方:炙麻黄4.5克,炙桂枝4.5克,光杏仁9克,清炙草4.5克,北细辛2.4克,制川朴3克,净射干4.5克,苏、葶子各9克,白芥子4.5克,青、陈皮各4.5克,半夏曲9克,鹭鸶丸[23]①2粒(包),7剂。

二诊:喘息气逆,得以缓解,咯痰较爽,纳食未馨,苔浊腻渐薄,脉弦紧转

① 鹭鸶丸:现名鹭鸶咯咯丸。严二陵言:鹭鸶是一种以捕鱼为生的鸟类,鹭鸶丸是以鹭鸶口中分泌物和中药组成的丸药,可清热化痰。

缓,仍予前法进治。

处方:炙百部 4.5 克,生紫菀 9 克,制半夏 9 克,化橘红 4.5 克,光杏仁 9 克,远志肉 4.5 克,天浆壳 5 只,苏、菔子各 9 克,谷、麦芽各 12 克,砂、蔻仁各 2.4 克,沉香曲 4.5 克,鹭鸶丸 2 粒(包),7 剂。

三诊:喘息渐平,胃纳转佳,咯痰已爽,守前法以资调理。

处方:款冬花 12 克,炙百部 4.5 克,炙白前 4.5 克,杏、苡仁各 12 克,生紫菀 4.5 克,远志肉 4.5 克,天浆壳 5 只,冬瓜仁 12 克,香砂仁 2.4 克,旋覆梗 9 克,玉苏子 12 克,生谷芽 15 克,7 剂。

【按语】《景岳全书》曰:"实喘之证,以邪实在肺也,肺之实邪非风寒则火邪耳。"喘证的治疗应分清邪正虚实。实喘治肺,以祛邪利气为主。要区别寒、热、痰、气的不同,分别采用温化宣肺、清化肃肺、化痰平喘、开郁降气的方法。

方中麻黄微苦、辛,温,具发汗解表,宣肺平喘之功;细辛解表散寒,温肺化饮;射干味苦性寒,消炎止痛,止咳化痰。三药在《金匮要略》的射干麻黄汤中有应用,该方具温肺化饮,下气祛痰之功效,主治寒痰郁肺结喉证,症见咳嗽,气喘,喉间痰鸣似水鸡声,或胸中似水鸣音,或胸膈满闷,或吐痰涎,苔白腻,脉弦紧或沉紧。

二诊喘息气逆,得以缓解,咯痰较爽,纳食未馨,苔浊腻渐薄,脉弦紧转缓。仍予前法进治,去麻黄、射干、细辛,加用百部、紫菀、半夏、橘红、杏仁、远志、苏菔子等化痰止咳药物。三诊喘息渐平,胃纳转佳,咯痰已爽。守前法,继予止咳化痰,降气平喘治疗。

第六节 肺 脾 同 病

肺脾同病案 蒋某某,男,46 岁

初诊:喘咳频发,由来已久,痰多白沫,难以平卧,胸宇窒闷,动则气逆更甚,精神倦怠,不耐劳累,胃纳呆顿,脉象细软。肺失宣展之常,脾乏健运之权,痰浊壅塞,肃运之令失职,乃属肺脾同病。治宜扶本培元,以益肺顺气降逆,宣化痰浊。

处方:孩儿参 9 克,炒白术 9 克,白茯苓 9 克,清炙草 4.5 克,制半夏 6 克,化橘红 4.5 克,炙苏子 12 克,旋覆梗 12 克,光杏仁 12 克,麸炒枳壳 4.5 克,炙紫菀 9 克,煅鹅管石 9 克,5 剂。

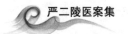

二诊：药后病况尚有好转，胃纳不佳。

按原方加谷、麦芽各 12 克，沉香曲 9 克，继服 5 剂。

三诊：纳食转馨，气逆得平，精神较为振作，原法进展。

处方：潞党参 12 克，淮山药 9 克，炒白术 9 克，麸炒枳壳 4.5 克，制半夏 6 克，广陈皮 4.5 克，白茯苓 9 克，清炙草 4.5 克，杏、苡仁各 9 克，远志肉 4.5 克，炙苏子 12 克，煅鹅管石 9 克，7 剂。

【按语】 喘证的发病部位主要在肺，涉及肝、脾、肾。因肺为气之主，司呼吸，外合皮毛，内为五脏华盖，为气机出入升降之枢纽。肺的宣肃功能正常，则吐浊吸清，呼吸调匀。若外邪侵袭，或他脏病气上犯，皆可使肺失宣降，肺气胀满，呼吸不利而致喘。如肺虚，气失所主，亦可少气不足以息，而为喘；肾为气之根，与肺同司气体之出纳，故肾元不固，摄纳失常则气不归元，阴阳不相接续，可致气逆于肺而为喘。另外，如脾经痰浊上干以及中气虚弱，土不生金，肺气不足；或肝气上逆乘肺，升多降少，均可致肺气上逆而喘。

初诊以健脾化痰，止咳平喘为主，方以四君子汤、二陈汤化裁，加用苏子、杏仁、紫菀、鹅管石等化痰止咳，加强化痰平喘之功。二诊症状好转，胃纳欠佳，故加用谷麦芽、沉香曲芳香健脾，消食助运。三诊纳食转馨，气逆得平，精神较为振作，故而在前方基础上略做调整，继续服药。

第七节　肺肝合病

肺肝合病案　袁某某，男，50 岁

初诊：动则喘息，头胀眩晕，目瞀肋痛，痰多黏稠，形瘦色苍，升火颧红，易怒躁急，便艰溲黄，苔薄质红，脉来弦细滑数。肺虚津伤，金不平木，木反侮金，灼津熬痰，壅塞气道，导致肺肝合病。治拟滋阴平肝，理肺化痰。

处方：金石斛 9 克，天、麦冬各 9 克，南沙参 12 克，川、浙贝各 4.5 克，甜杏仁 12 克，石决明 18 克，瓜蒌皮 12 克，橘叶、络各 3 克，广郁金 9 克，川百合 9 克，苏子霜 12 克，黛蛤散 12 克(包)，7 剂。

二诊：喘息颈胀、眩晕目瞀均已改善，痰稠咯之较爽，升火躁急，胸胁作痛得以缓解，前法更进一筹。

处方：南、北沙参各 9 克，金石斛 9 克，天、麦冬各 9 克，珍珠母 30 克，肥玉

竹12克,甜杏仁12克,川、浙贝各4.5克,瓜蒌仁、皮各12克,川百合9克,广郁金9克,苏子霜12克,海蛤壳30克,7剂。

三诊:诸般症状逐步见好,津液渐能来复,再予本末兼顾,徐图恢复。

处方:北沙参9克,天、麦冬各9克,金石斛9克,大生地12克,川、浙贝各4.5克,杏、苡仁各9克,柏子仁9克,瓜蒌皮9克,生白芍4.5克,生甘草4.5克,玉苏子9克,款冬花12克,7剂。

【按语】《丹溪心法》首先将哮喘①作为独立病名,并作专篇论述,认为哮喘"专主于痰",提出"未发以扶正气为主,既发以攻邪气为急"的治疗原则。哮病的治疗,当以"发时治标,平时治本"为基本原则。发作期攻邪治标,寒痰当温化宣肺,热痰当清化肃肺,寒热错杂当温清并施,痰液壅盛当祛痰利气,反复日久,正虚邪实者,又当兼顾。缓解期应扶正治本,阳气虚者应予温补,阴虚者则予滋养,分别采取补肺、健脾、益肾等法,以冀减轻、减少或控制其发作。如《景岳全书·喘促门》说:"扶正气者,须辨阴阳,阴虚者补其阴,阳虚者补其阳,攻邪气者,须分微甚,或散其风,或温其寒,或清其痰火,然发久者,气无不虚,故于消散中宜酌加温补,或于温补中宜量加消散,此等证候当眷眷以元气为念,必致元气渐充,庶可望其渐愈。若攻之太过,未有不致日甚而危者。"

方中金石斛、天麦冬、南沙参、川百合滋养肝肺,养阴生津;川浙贝、甜杏仁、瓜蒌皮、橘叶络、苏子霜化痰止咳平喘;石决明、广郁金平肝降逆,疏肝理气;黛蛤散清肝平喘。上药共奏平肝降逆,养阴清肺,止咳平喘之功效。

二诊喘息颈胀、眩晕目瞀均已改善,痰稠咯之较爽,升火躁急,胸胁作痛得以缓解。以前方略作调整,加玉竹、北沙参加强养阴生津,滋养肝肺作用,珍珠母平肝潜阳,海蛤壳清热化痰。三诊诸般症状逐步见好,津液渐能来复,再予标本兼顾,缓缓恢复。

第八节 肺脾肾三脏俱病

肺脾肾三脏俱病案 张某某,女,50岁

初诊:产育频繁,冲任羸弱,操劳过度,气血两伤,致以咳逆上气,动则喘

---

① 朱丹溪首创"哮喘"病名,阐明病机专主于痰,提出"未发以扶正气为主,既发以攻邪气为急"的治疗原则,不仅把本病从笼统的"喘鸣""上气"中分离出来,成为一个独立的病名,而且确定了本病的施治要领。

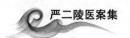

促尤甚,头额多汗,面浮足肿,胸脘满闷,心悸寐艰,小溲不禁,大便稀薄,舌苔薄白,质偏淡,脉象细缓,两尺软弱无力。今见肺脾肾益亏,上失肃降之权,中州健运违常,下乏摄纳之能,三脏俱病,当以培元益气,健脾纳肾,从本图治。

处方:制熟地9克(砂仁拌),淮山药9克,山萸肉9克,紫石英30克,旋覆梗9克,代赭石12克,朱远志4.5克,补骨脂9克,炒党参9克,制半夏9克,干地龙9克,真坎炁1条,7剂。

二诊:喘逆汗出,较有减轻,面浮足肿,未能消退,胸闷纳差,虚中夹实,奏效非易,仍宗原意增删。

处方:潞党参9克,淮山药12克,茯苓皮12克,沉香曲9克,炒白术12克,广郁金12克,炒谷、麦芽各12克,制半夏9克,广陈皮4.5克,川椒目4.5克,济生肾气丸[24]12克(包),7剂。

三诊:喘咳渐减,汗出得止,面浮足肿,渐得消退,纳谷较馨,再守原法加重填肾之品,以资巩固,图复康宁。

处方:制首乌12克,炒党参12克,白术、芍各9克,清炙草4.5克,白茯苓9克,旋覆梗9克,代赭石12克,菟丝子9克,潼蒺藜9克,广陈皮4.5克,川断肉12克,肾气丸[25]12克(包),7剂。

【按语】 方中制熟地、淮山药、山萸肉滋阴补肾,补骨脂温补肾阳,紫石英重镇纳气,旋覆梗、代赭石化痰降逆,朱远志安神定志,化痰开窍,炒党参健脾益气,制半夏燥湿化痰,干地龙平喘纳气,真坎炁补肺纳肾,降气化痰。诸药同用,共奏健脾,补肺纳肾,降气化痰之功,以治本为主,兼治标。

二诊喘逆汗出,较有减轻,面浮足肿,未能消退,胸闷纳差,虚中夹实,仍按上方加减,加潞党参、茯苓皮、白术健脾益气,化湿利水;广郁金、炒谷麦芽、广陈皮健脾化痰,帮助运化,济生肾气丸温肾化气,利水消肿。三诊喘咳渐减,汗出得止,面浮足肿,渐得消退,纳谷较馨,再守原法加肾气丸、川断肉、制首乌等填肾之品,以资巩固,图复康宁。

第四章
心　病

第一节　严二陵心病诊治特色

心悸、怔忡、失眠是临床上常见的症候，其发病机制主要由于心、肝、脾、肾四脏的功能失调所致。中医学从整体观念出发，认为人具有适应四周变化的能力，假使由于体质的偏差或人为的因素减弱或破坏了这种功能，就会发生疾病。如《黄帝内经》有"肉不坚，腠理疏，则善病风""邪之所凑，其气必虚""精神内守，病安从来"等论述。这些都说明了疾病发生虽有种种因素，但招致疾病与疾病变化的根本问题还是在于内在的因素，主要是正虚与体质的偏差。依据临床所得资料，综合中医学理论，归纳其发病原因，有以下几个方面。

一是思考过度或连续用脑。精神长期处于紧张状态，以致劳伤心脾，造成心悸、失眠。

二是突然遭受惊吓恐惧，以致惊则气乱，产生失眠多梦、健忘心悸、神驰恍惚等。

三是情志抑郁，肝失条达。某些人对本职工作不感兴趣，或者在工作中受到挫折，或在婚姻恋爱问题上受到波折，情绪抑郁，终日闷闷不乐，胡思乱想，影响工作及睡眠，久则出现眩晕心悸、夜寐不宁等一系列症状。

四是劳倦内伤，或病后，或术后体虚不复，气血亏损，诸脏累及，彼此影响，以致产生心悸、失眠等症候。

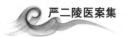

严二陵治疗心病,依据虚实将其分为多种证型。

(1) 虚证

1) 阴虚阳亢证,包括肝肾两亏、龙相火炽、心肾失交。主要症状有目花干涩,眩晕,失眠健忘,躁急易怒,盗汗遗精,耳鸣脱发,腰酸带下,腿软无力,五心烦热,阳强梦遗等。治疗选用二至丸、知柏八味丸、大补阴丸、甘麦大枣汤等方随证加减。

2) 气虚阳衰证,包括心肺阳虚、脾阳不振、命门火衰。主要症状有夜寐不安,气短音低,体倦自汗,烦闷心悸,纳呆便溏,四肢不温,尿频阳痿等。治疗选用补中益气汤、香砂六君丸、金匮肾气丸、济生肾气丸等方随证加减。

3) 阴阳两虚证,包括营卫不调、气血双亏。主要症状有微寒微渴,心神弗宁,头痛如蒙,烦躁少寐,汗出懊恼,面色少华,或有肢体麻木抽搐等,苔薄质红,脉象细弦。治疗选用龟鹿二仙胶、生脉散、归脾汤、人参养营丸等方随证加减。

(2) 虚中夹实、虚实相间:《黄帝内经》曰:"邪气盛则实,精气夺则虚。"[1]虚实相间者,虚中有实,实中有虚,临床上需要详细辨别虚多实少或实多虚少,孰轻孰重,或缓或急。治则是补泻并用,或补少泻多,或补多泻少,随证处理,灵活运用,归纳起来可分以下几种。

1) 气郁,气郁者肝失条达,木郁土中,肝脾不和。其症状为眩晕失眠,健忘心悸,情志抑郁,脘腹气胀,脉弦缓或沉弦。治疗选用逍遥散、越鞠丸等方。

2) 水饮,水饮者水停心下而为心悸怔忡。其症状为头晕心悸,口渴不欲饮,小便短少,胸腹痞满,夜寐不安,梦绕纷纭,脉多沉紧。治疗选用半夏茯苓汤、二陈汤、苓桂术甘汤,参入川椒目、汉防己、桂枝等,根据不同情况加减出入。

3) 痰浊,痰浊者心肝火炽,劫液为痰,或因滥服补品,痰浊壅塞,引起心悸失眠。① 心肝火炽,劫液为痰:其症状为升火,梦扰,烦躁不安,口干舌红,眩晕健忘。治疗选用龙胆泻肝汤、竹沥涤痰丸、半夏秫米汤等随证加减。② 痰浊壅塞:其症状为烦闷失眠,咯痰黏腻不爽,嘈杂纳呆。治疗选用温胆汤、清气化痰丸、黛蛤散、雪羹汤等加减。③ 其他:在临床上还可见到另一种类型,

---

① 邪气盛则实是说邪气充斥机体,但正气没有脱失,能积极与邪抗争,邪正相搏,斗争剧烈,故临床上出现一系列反应剧烈有余的证候。精气夺则虚是说精气脱失,正邪斗争无力,临床上表现出一系列虚弱、衰退、不足的证候。

其症状是胸满痞塞,不欲饮食,心中常有所歉,爱居暗室,并怕见人,似失志状态,嘘嗟夜语,若有所失,这种现象为卑慄证,由于心血虚亏,导致神驰弗宁。治疗方法以人参养营丸为主,重用远志、枣仁、龙齿等比较有效。

第二节 心悸、怔忡、失眠

失眠心悸案 1——阴虚阳亢证 邵某某,男

阴液亏虚,心肝之火易于上冲,舌碎唇燥,劳烦尤甚,失眠眩晕频发,脉弦且数。治宜滋水涵木,以潜阳升,所谓"壮水之主,以制阳光"。

处方:细生地 9 克,京玄参 3 克,稽豆衣 12 克,淮小麦 30 克,炙远志 6 克,夜交藤 30 克,莲子心 2.4 克,生山栀 3 克,酸枣仁 6 克,川雅连 0.9 克,杭白芍 6 克,大补阴丸 9 克(包)。

【按语】 此乃阴虚心肝之火偏亢,辨其病机有阴虚、火旺相叠,当滋阴以潜阳。大补阴丸内含熟地黄、知母、黄柏、制龟甲、猪脊髓等,有滋阴降火之功效,配伍生地、玄参养阴,远志、夜交藤镇心安神助眠,莲子心、山栀、川连可清泻心肝之火,稽豆衣配伍生地、白芍可养血平肝,治疗肝阳上亢所致眩晕。全方共奏滋阴降火,安神定眩助眠之效。

失眠心悸案 2——阴虚阳亢证 陈某某,男

失眠由来已久,头昏目眩,耳鸣作响,小便频数,腰肢酸楚,又增心悸健忘,苔薄口干,脉细弦数。良由肾阴不足,肝阳偏亢,心神勿宁。治宜滋阴潜阳,而安神舍。

处方:大生地 12 克,黑大豆 30 克,石决明 30 克,女贞子 15 克,旱莲草 15 克,粉丹皮 9 克,酸枣仁 9 克,生龙、牡各 30 克(先入),朱茯苓 9 克,夜交藤 30 克,淮小麦 30 克,远志肉 6 克。

【按语】 此例为阴虚阳亢,心神不宁而致失眠。患者失眠日久,阴虚阳亢皆具,然阴虚更甚,故应以滋阴为主,补多泻少。生地、黑大豆、女贞子、旱莲草可用于肝肾不足之证,以养阴而益肝肾,石决明、生龙牡可育阴平肝潜阳以安神,酸枣仁、远志、夜交藤可滋养心阴,安神益智,配以粉丹皮活血化瘀,清热凉血。全方共奏培补肾阴,平肝潜阳,安神益智之效。

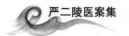

失眠心悸案3——气虚阳衰证　王某某，男

眩晕头重，心悸失眠，又增腹满便溏，尿频阳痿，腰酸膝软，脉沉细而弦。盖脾肾阳虚，虚阳升扰，治宜培补脾肾，助阳固本。

处方：炒党参12克，炒白术9克，菟丝子12克，五味子6克，淫羊藿12克，补骨脂12克，远志肉6克，朱茯苓9克，清炙草6克，炙黄芪12克，煅龙、牡各12克，红枣7枚，金匮肾气丸12克（包）。

【按语】　此例为气虚阳衰，脾肾同病。故以金匮肾气丸为基础方，酌加淫羊藿、菟丝子、补骨脂、远志肉，以温阳暖肾，养心安神，配伍党参、白术、茯苓、黄芪以温中健脾，五味子补肾宁心，煅龙牡镇静安神，红枣养心血。全方温补脾肾，养心安神。

失眠心悸案4——阴阳两虚证　张某某，男

头晕且蒙，烦躁失眠，久而未除，面色㿠白，形疲神萎，又见足冷升火，腰背酸楚，苔薄微红，脉形细弦。阴阳俱虚，心脾肾失调，治宜滋养心肾，助阳填精。

处方：炒党参12克，龟板胶15克，鹿角片9克，制熟地12克，制首乌12克，淮山药15克，白术、芍各9克，山萸肉6克，炒麦冬9克，五味子6克，红枣7枚，坎炁1条。

【按语】　此例为阴阳两虚，心脾肾同病。故以熟地、山药、山茱萸同补脾肾，龟板滋补肾阴，鹿角、坎炁温补肾阳，党参、白术芍健脾益气，麦冬、五味子、红枣益气养血，以安心神。全方以温补为主，心脾肾同治。

失眠心悸案5——阴阳两虚证　张某某，男

心脾肾久亏，虚阳易升，坎离既济失常，头痛眩晕，梦扰失眠，夜时遗精，脱发常见，脉象沉弦，尺部少力。下虚上盛之候，宜益肾健脾，宁神固精，俾阴平而阳秘，精神乃治。

处方：制熟地9克，煅牡蛎30克，煅龙骨9克，鹿角霜9克，炙龟板15克，夜交藤30克，淮小麦30克，远志肉6克，潼、白蒺藜各9克，白芡实12克，金樱子9克，辰茯神9克，柏子养心丸[26]3克（吞）。

【按语】　本例为阴阳两虚，心肾失交之证。心、脾、肾久亏，故以柏子养心丸为主方，以补气，养血，安神，加用鹿角、龟板等血肉有情之品补益肝肾，佐以牡蛎、龙骨镇静安神，夜交藤、远志、茯神安神助眠，潼、白蒺藜平肝潜阳，芡实、

金樱子健脾祛湿,固精止遗。

失眠心悸案 6——痰浊壅塞证　王某某,男

体丰湿盛,蕴结生痰,痰浊壅塞,蒙蔽心窍,症见烦躁胸闷,心悸不宁,嘈杂善嗳,咯痰欠利,彻夜不寐,苔浊腻,脉弦滑。治宜化痰降浊,宁神和胃。

处方:制半夏 9 克,青、陈皮各 4.5 克,苏、菔子各 9 克(包),炒枳壳 6 克,生竹茹 6 克,朱茯苓 12 克,干菖蒲 5 克,远志肉 6 克,川雅连 1.5 克,酸枣仁 9 克,制南星 6 克,黛蛤散 15 克(包)。

【按语】　本患为体丰湿盛,痰浊壅阻,心神勿宁。湿性重浊黏滞,郁而生痰,蒙蔽心窍,故见胸闷心悸,咯痰不利,痰浊阻碍气机升降,致清气不升,浊气不降,故有眩晕不寐,嗳气嘈杂。

方中黛蛤散清肝泻肺,化痰止咳,配伍陈皮、半夏、南星、菖蒲,可理气豁痰开窍,半夏辛温燥湿,茯苓甘淡渗湿,湿去则痰无由以生。痰之滞,原于气,故用青皮疏肝破气,陈皮理气,苏菔子降气,使气机条达。远志、酸枣仁合用可养肝,安神,祛痰,川连清心火以除烦。

失眠心悸案 7——水饮证　沈某某,男

心悸失眠,由来已久,小溲短少,下肢浮肿,动则气急,口渴不引饮,苔薄白,脉沉紧。良由心、脾、肾不足,水饮停留上焦所致,治宜调理心、脾、肾,运气逐饮。

处方:川桂枝 9 克,汉防己 9 克,茯苓皮 12 克,太子参 12 克,仙半夏 9 克,炒白术 9 克,川椒目 6 克,福泽泻 9 克,合欢皮 12 克,嫩钩藤 12 克(后入),淮小麦 30 克,远志肉 6 克。

【按语】　此例为水饮之证。饮停于中,阻遏清阳,气机失于调达,故见心悸失眠、小便短少、下肢浮肿等证。水饮当以温药和之,故予以苓桂术甘汤为主温阳利水,配伍汉防己、太子参、白术益气行水,半夏、泽泻燥湿化痰,利水化饮,合欢皮、淮小麦可安五脏,解郁安神,钩藤清热平肝,远志安神益智,交通心肾。全方心、脾、肾同补,温阳化饮,行气宁神。

失眠心悸案 8——气郁证　郁某某,女

失眠已久,眩晕健忘,心悸勿宁,形瘦色萎,又增经来淋漓,肢腰酸楚,带下

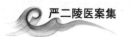

绵绵,苔薄,脉细弦。此乃抑郁气滞,肝失条达,治宜解郁调肝,宁神和络。

处方:紫丹参9克,旋覆梗9克,广郁金9克,望江南9克,合欢皮12克,朱茯苓12克,橘叶、皮各5克,海螵蛸12克,淮小麦30克,远志肉5克,佛手片6克,桑寄生、枝各12克,炒川断9克,越鞠丸12克(包)。

【按语】 此乃肝气郁结之证。人以气为本,气和则上下不失其度,运行不停其机而无病。气郁者肝失条达,木郁土中,肝胃不和,气郁影响血行,以致血瘀,气不摄血而见血行脉外。治以越鞠丸使气畅血行,湿去热清,食化脾健,气、血、湿、火、食五郁自解,配伍丹参、郁金活血行气化瘀。合欢皮、朱茯苓解郁安神,远志肉、桑寄生、川断可补肝益肾以强筋骨。全方以疏肝解郁,调畅气机为主,配以补养肝肾,共奏其效。

失眠心悸案9——心肝火炽证　孔某某,女

面部升火,烦躁易怒,眩晕耳鸣,入夜不寐,经事每多超前,苔黄质红,脉弦。心肝火炽,劫液为痰,当滋阴降火,清心涤痰。

处方:稽豆衣12克,大玉竹12克,竹沥夏9克,北秫米9克(包),陈胆星5克,夜交藤30克,嫩钩藤12克,朱茯苓12克,莲子心3克,淮小麦30克,远志肉6克,福泽泻6克,干芦根30克,灵磁石30克(先入)。

【按语】 本病例为心肝火炽,劫液伤阴而致不眠。阴血耗伤,故见面部升火,烦躁易怒;心肝阴血不足,无以为养,则眩晕耳鸣,入夜不眠。故予以稽豆衣配钩藤养血平肝,滋阴清热;玉竹、芦根增液生津;莲子心清泻心火;夜交藤、远志、灵磁石交通心肾,镇静助眠;南星、泽泻化痰泄热。诸药合用,清心平肝,滋阴降火,化痰定眩。

失眠心悸案10——痰浊证　方某某,男

心悸失眠,由来已久,恐惧烦躁,苔薄口干,脉象弦滑。良由刺激动肝,痰浊内阻,神驰勿宁。治宜涤痰宁神,丸方图治。

处方:白金丸[27]18克(分2次吞),马宝粉0.6克(分2次吞)。

【按语】 本例为刺激动肝,痰浊上迷心窍之势。故予以清热平肝降逆,化痰熄风,宁心安神。白金丸以白矾、郁金、薄荷为主,可豁痰通窍,清心安神。马宝镇惊化痰,清热解毒,可治痰热内盛、神志昏迷等症。

第五章
妇　科　病

第一节　严二陵妇科病诊治特色

严二陵在治疗妇科疾病上具有丰富的临证经验,对经、产、胎、带诸病研究很深。经、带、胎、产为妇女之正常生理,如经来淋漓不断,名曰漏;大下如流,名曰崩。如带下绵延不断,或清稀如水,或稠厚如脓,像像豆腐渣,或有秽臭气,均属异常。当辨虚、实、寒、热,别而治之。

在治疗崩漏时,严二陵虽用药似乎平淡,但疗效极佳。严氏认为,妇人以血为主,以气为用,若心气和平,血脉条畅,则经血自然应时而下,若有拂逆则病生矣。盖崩为急症,漏为缓病。《经》云:心主血,脾统血,肝藏血,妇人崩冲漏下,其病多关于肝、脾、心、肾,此证有虚有实,虚则在于血虚气虚,为寒为冷,实则在于败血瘀血,痰涎郁滞,乃为火为热,治此证者,不可不辨明虚、实、寒、热也。严二陵根据辨证论治,运用古方,结合个人经验加减用药,一般属脾虚经漏,用胶艾四物汤加减;血热崩冲,用荆芥四物汤加减;气虚血崩,用补中益气合四物汤;血瘀经漏,则仿琥珀散之意加减;脾虚肝旺,血不归经,用归脾汤加减;血热经漏,用柴胡四物汤加减;老年血崩,用小建中汤加减;气血虚崩,仿景岳右归丸加减。凡崩漏去血过多,先宜用止血之药,以防其脱,盖因急则治其标也,宜用清热凉血之药,以清其源,后再用补血之药,以还其旧。大抵年少血崩及年老血崩而未久者,多属热,血崩已久者,多属虚,此治崩之大法。又血见黑即止,故崩漏证多用炭药,气虚者用补气药炭,如党参炭、升麻炭之类;血

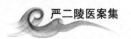

热者用凉血药炭,如生地炭、黄芩炭之类;气滞者用行气药炭,如香附炭、陈皮炭之类;血瘀者用行血药炭,如三棱炭、桃仁炭之类;血寒者,如归身炭、熟地炭之类。

古有"十女九带"之言,说明带下病为妇女常见疾病。治疗带下病,严氏用药精简,效果卓著。临床上以带下的性质、色、量、气味来辨别寒热虚实。一般以带下色白清稀,属脾虚;质稠,为痰湿;带下黄稠,属肝热挟湿;若挟赤带,属肝热下移,或下焦湿火;带下黄白如泡沫状且有腥味,或带下乳白凝作块状,均为湿热所致。此外,见带出清冷黏稠,属下元不足;另一种白浊随小便排泄而下,混浊如米泔水,乃脾胃湿浊渗入膀胱所致。带下的发生,其一与湿邪有关,其二与任、带二脉有关。任脉失约,带脉不固,遂成带下。而导致任带受病,多为肝、脾、肾三脏功能失调,其中尤以脾为主。脾运失常,聚湿流于下焦,伤及任脉,影响带脉而致带下;肾气不足,使任脉失约,带脉不固而为带下;肝郁化热,下迫任、带二脉而致带下。临证时,属脾虚带下,严氏一般用参苓白术散加减;肾亏阴虚,用知柏地黄丸合大补阴丸;肾虚阳衰,用补宫汤;肝郁带下,用丹栀逍遥散;湿毒带下,用易黄汤;邪毒湿蕴,用牛黄醒消散、红藤败毒散。严二陵认为,带下病不论寒、热、虚、实均挟湿邪,所以用药时,黏腻之品宜慎用。

第二节　崩　　漏

脾虚经漏案　张某某

经漏半载,时多时少,色鲜或淡,肢寒脉细,便溏苔白,腹有绵绵之痛。此系脾阳虚馁,不能化湿,气为之滞,血为之不守。此与血热经多者不同,法以温摄化湿为治。

处方:熟地炭 12 克(砂仁 1.5 克同炒),归身炭 6 克,醋炒川芎炭 2.4 克,杭白芍 9 克(肉桂 0.9 克同炒),陈艾炭 4.5 克,炒阿胶珠 9 克,赤、白茯苓各 12 克,陈皮炭 6 克,制半夏 6 克,生白术 4.5 克,莲蓬炭 9 克。

【按语】　本例属脾虚经漏。经漏半载不止,乃气不摄血所致,肢寒便溏,脉细苔白,腹痛虽微,朝夕不定。盖脾喜温暖,得阳斯健,兹因虚寒,不能运湿,湿夹血下,故色鲜或淡;脾为统血之经,失其统摄,则下渗为漏;阳气不展,则腹痛不安,故勿宜投凉,免致伤阳助湿,应予温摄化湿,仿胶艾四物汤加减论治。

方中熟地、归身、白芍、阿胶既解其血,又能引血归经;川芎、艾叶辛温化瘀,但川芎性升,须用酸以制之;茯苓、白术、陈皮、半夏健脾祛湿,加莲蓬炭取其收涩,诸药炒炭,均可止血。

脾虚肝旺经漏案　陶某某

情志拂逆,思虑萦怀,经漏日久,继以失寐,亦不知饥,便溏或闭,骨小肉脱,脉弦,苔剥,恐致虚劳之疾。良由脾虚肝旺,血不归经,姑拟健脾摄血,平肝宁神。

处方:潞党参12克,白术炭4.5克,丹皮炭4.5克,辰茯神12克,酸枣仁9克(盐水炒),煅牡蛎12克(先煎),青龙齿9克,归身炭4.5克,煅牛角腮炭9克,合欢皮9克,白蒺藜9克。

【按语】　本例系脾虚肝旺,血不归经。肝为藏血之脏,脾为统血之经,思虑伤脾,脾不统血,经漏日久,肝无血养,阳乃上浮,神不守舍,继以失寐,更兼胃纳不思,便行失常,中土已乏和运之权,脉弦且带细软,苔剥而起裂纹,素来体弱,成痨堪虑,故用归脾汤法参治。

方中党参、白术健脾益气;归身养血中守;丹皮泻血中伏火;龙齿、牡蛎潜摄肝阳;白蒺藜、合欢皮和肝调气;茯神、枣仁安宁神舍;方中诸药炒炭,虽可止血,尚欠不足,加煅牛角腮一味,以专止血之功。

血瘀经漏案　李某某

初诊:产后三月,经来淋漓,匝月未止,腹中有块攻痛,牵引脘胁,纳呆口燥,腑行艰难,脉至沉弦不畅,舌质红,根白腻。瘀湿交凝,肝脾之气,难以条达,新血不得归经也。法应以通为止,仿琥珀散意加减治之。

处方:荆三棱4.5克,炒丹皮6克,桃仁炭9克,蓬莪术4.5克,酒炒当归6克,酒制川军3克,生香附3克,酒炒川芎2.1克,新会皮4.5克(盐水炒)。

二诊:经漏畅多,色黑而下,结块三四,大小不一,腹中块痛已平,经漏亦定,但神疲食少,口渴思饮,腑行燥结,脘胁阵痛,脉沉转畅,弦小无力,舌红已淡,根白化薄。瘀湿虽去,气营受损,肝失条达,胃失和运,予逍遥散[28]加减。

处方:醋炒柴胡1.5克,生、焦白芍各4.5克,原金斛9克,当归身4.5克,赤、白芍各12克,陈皮4.5克(水炒),横归须2.1克,竹沥夏9克,野蔷薇瓣2.4克,路路通4.5克(去刺),生谷芽30克(煎汤代水)。

【按语】　本例属血瘀经漏。经来淋漓,腹中有块攻痛,更兼纳呆口燥,便

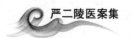

艰等症象,瘀湿交阻,显然可知,肝脾之气难以条达,故脉见沉弦,舌红乃瘀热之征,根白系湿稽之象。务须祛瘀化湿,邪去则新血得遁常道,而使归经。若用补涩凉血等法,与病相违,反生他变矣。

本方仿琥珀散法。以三棱、莪术、桃仁行瘀,当归、川芎活血,酒炒亦取行瘀之义,丹皮清血热,生香附理气止痛,新会皮、赤苓化湿,酒制川军泻瘀热,使热从大便而出。

二诊凝结之瘀湿已从块下,故腹中块痛乃平,而经漏遂止,盖新血已得归矣。但此病情,正气营血伤残已无疑义,阴不涵阳,肝经气火,势必横逆,血津被劫,故神疲食少,口渴便秘,脘胁阵痛依然,法当和之、养之,仿逍遥散法。用柴胡、野蔷薇瓣以舒达肝气;归身、白芍以和养肝血;丹皮泻肝热;金斛养胃阴;归身、路路通以定脘胁之痛;用谷芽以重养胃气,即所谓扶正气也。

血热经漏案　陈某某

漏经八月,形瘦骨立,日晡感凉寒肌热,头胀咳嗽,舌苔白垢,边尖色红,脉沉而数。邪热伏于营血之中,上犯肺胃,蕴湿相搏,正虚邪恋,拟柴胡四物汤加减主治。

处方:软柴胡3克,酒炒黄芩4.5克,广陈皮6克(盐水炒),竹沥夏9克,霜桑叶9克,嫩钩藤9克(后下),生地炭9克,赤芍炭4.5克,赤茯苓12克,佩兰梗3克,归身炭4.5克,嫩前胡3克,炙白薇4.5克。

【按语】　本例属血热经漏。血分伏热,热迫血行,冲任不摄,以致经漏,而又肺胃湿恋,湿与热合,热挟湿蒸,气化失宣,故日晡寒热,兼有头胀咳嗽,苔白腻,边尖红,脉来沉数。皆系湿遏热伏之象,自当化湿宣肺,逐热出表。因病久正虚,则又以养营止血,乃虚实并治,复方之法也。

仿柴胡四物法。用柴胡、前胡、白薇、桑叶以托邪外出,黄芩清热;陈皮、半夏、赤苓化湿,佩兰梗芳香疏泄;生地、白芍、归身三味,既可养血,炒炭又能止血;热胜血虚之体,肝阳必升,故作头胀,用钩藤以平熄肝阳,则寒热经漏,两面兼顾。

老年血崩案　顾某某

年已五旬,天癸当止,而反来多如崩,少腹坠胀,腰酸自汗,潮热畏风,脉至弦细,舌色微白。阴损及阳,阳越于上,法当摄阳和营,盖固冲任为治。

处方：煅牡蛎 15 克（先煎），归身炭 6 克，蜜炙黄芪 9 克，桑寄生 9 克，陈皮炭 6 克，山萸肉炭 4.5 克，花龙骨 9 克，蜜炙桂枝 3 克，焦白芍 6 克，糯稻根 15 克。

【按语】 本例属老年血崩。天癸当止之年，而反来多如崩，兼以腹坠腰酸，可知奇经冲、任二脉，虚而不摄，血去则阴损，而阳乃上亢，时有自汗，弦为肝脉，细为正虚，虽有寒热，断非实邪，显系虚阳上升，营卫不和之故，当宜潜阳敛汗，以和营卫，固涩奇经而止血脱。

本方仿小建中汤加减。用桂、芍调和营卫，兼佐龙、牡以摄降，使阳潜入阴，则寒热自退；山萸肉、桑寄生、黄芪固涩下焦，以救冲任滑脱，而治腹坠腰酸；归、陈二炭调气止血；糯稻根养胃敛汗，调和营卫，皆为退热治崩冲之法也。

血热崩冲案 李某某

经行超前 7 日，崩冲夹块，其色紫黑，腹作阵痛，血热有瘀而妄行也。舌质色绛，口渴欲饮，脉象沉数，拟凉血化瘀法。

处方：生地炭 12 克，白芍炭 6 克，归身炭 6 克，酒炒黄芩 4.5 克，丹皮炭 6 克，川芎炭 2.4 克，桃仁炭 3 克，香附炭 2.4 克，陈皮炭 4.5 克，荆芥炭 3 克，藕节炭 9 克。

【按语】 本例属血热崩冲。经行趋前为热，色黑夹块，热而有瘀也。舌红口渴，脉至沉数，血中伏火也。具属一派热象，方效荆芥四物汤治之。方中生地、丹皮、藕节、黄芩乃凉血清火，川芎、桃仁取其化瘀，香附、陈皮理气，荆芥炒黑，止血极效。诸药炒炭之义，已详前条，故不赘述。

气虚血崩案 1 左某某

始则经事行多，延未调治，昨日经来，崩冲不已，气息短促，唇面苍白，不能坐立，脉细如丝。阳虚之证乃确，气虚血脱，冲任不固。拟补中益气合四物汤加减主治。

处方：党参炭 12 克，蜜炙黄芪 9 克，归身炭 6 克，白芍炭 6 克，升麻炭 2.1 克，陈皮炭 4.5 克，炙甘草 0.9 克，生地炭 12 克，百草霜 9 克，佛手花 2.4 克。

【按语】 本例属气虚血崩。气为血帅，气行则血行，中气大虚，故气促脉细，奇经冲、任二脉，亦因气虚而统摄失司，血乃下脱，崩冲太多以致唇面苍白，故用补中益气汤、四物汤合并加减。方中党参、黄芪、升麻补气升提，白芍、甘

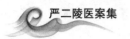

草、生地、归身养血中守,百草霜止血固脱,佛手花、陈皮佐以调气,配合同治。

气虚血崩案 2 唐某某

初诊: 操劳太过,骤然崩冲,额汗眩晕,闻声惊惕,语音低微,脉来濡细。势将二气脱离,其危至速,急拟回阳摄阴,挽昏厥。

处方: 白附片4.5克,鹿角霜4.5克,枸杞子炭9克,熟地炭30克,水炙五味子2.1克,生白芍9克,炙龟板30克(先煎),山萸肉炭9克,归身炭9克,吉林参9克(另煎冲)。

二诊: 经崩渐少,十减其七,额汗得止,音低稍扬,眩晕惊惕,脉仍濡细。脱象转安,虚阳未止,再守补摄,以固少阴。

处方: 吉林参4.5克(另煎),熟地炭15克,枸杞子炭6克,鹿角胶3克,山萸肉炭6克,归身炭6克,白芍炭9克,紫丹参4.5克,蒲黄2.4克(阿胶珠9克同炒),煅牡蛎30克(先煎),巴戟肉9克。

【按语】 本例属气虚血崩例。古人谓暴崩属虚,今因过劳而崩,脉细音低,额汗眩晕,闻声惊惕,虚之甚矣。其势已至阴不敛阳,阳微欲绝,气血二脱,昏厥之变,是宜重剂以救少阴为治。

本方仿景岳右归丸意。用附片、鹿角霜、人参以救阳,熟地、枸杞子、白芍、归身以救阴,五味子、山萸肉酸收以救脱,龟板以摄阳入阴,治崩救脱,一线贯通之法也。

二诊病势已得轻安,用药自应减轻,但正气营血遂未来苏,崩虽大减,汗止音低,而眩晕惊惕,脉细不振。当系阴失涵养,虚阳上升,仍当以补气血,摄纳少阴。

方中用吉林参、鹿角胶、巴戟肉补阳气;熟地、枸杞子、归身、白芍补阴血;蒲黄炒胶珠、紫丹参去瘀生新,山萸肉酸敛固脱;牡蛎摄阳入阴,总以滋养下焦肝肾气血为主旨。佐入去瘀生新,摄阳酸敛等味,均为治崩之计也。

第三节 带 下

脾虚带下案 张某某

脾虚气弱,积湿困顿,流注于下,伤及任脉,影响带脉,以致带下绵绵,色白无臭味,面色萎黄,四肢不温,神疲乏力,小腹坠胀,便溏纳少,两足浮肿,舌质淡,苔薄腻,脉缓弱。宜益气健脾,化湿固带之法。

处方:炒党参 12 克,清炙黄芪 12 克,白术、芍各 9 克,淮山药 12 克,白茯苓 12 克,清炙甘草 3 克,广陈皮 4.5 克,海螵蛸 12 克,玉桔梗 4.5 克,炒枳壳 3 克,炒荆芥 4.5 克,扁豆子、花各 9 克。

【按语】　本例属于脾虚型。治以参苓白术散加味。临床惯用桔梗、枳壳、荆芥、陈皮理气升提,海螵蛸涩以固带,党参、黄芪、白术、山药等益气健脾;扁豆子花、茯苓、炙甘草以和运化湿,白芍和营调肝作配伍,或用苡仁、芡实、威喜丸煎服亦有效果。

肾亏阴虚带下案　赵某某

历来带下量多,黄赤白相兼,伴有阴部瘙痒及灼热感,心烦易怒,头晕目眩,口干内热,耳鸣心悸,烘热汗出,腰痛失眠,舌红少苔,脉弦细数。肾阴亏耗,气火湿热,疏泄下迫,导致带下,法宗滋阴清热,以平气火,仿益肾束带之旨。

处方:大生地 9 克,大玉竹 9 克,制黄精 9 克,淮山药 12 克,白芡实 9 克,女贞子 15 克,肥知母 4.5 克,川黄柏 4.5 克,大泽泻 6 克,左牡蛎 30 克(先煎),桑寄生 12 克,白莲须 3 克。

【按语】　此例系肾亏阴虚型。方宗益肾束带,以大补阴丸和知柏八味参合的意旨,育阴潜阳、健脾化湿及清热降火法来"针锋相对"治疗。

方中生地、玉竹、黄精、女贞子滋阴补肾,增液生血,山药、芡实健脾化湿,知母、黄柏、泽泻清热泻火,牡蛎、桑寄生、莲须益肾固带。

肾虚阳衰带下案　戎某某

白带频仍,量多稀薄,终日淋漓不断,腰酸如折,少腹冷感,尿频清长,夜间尤甚,舌质淡,苔薄白,脉象沉迟。乃属脾肾二脏阳气衰颓,以致带脉约束无能,亟以益火生土,补肾助阳,壮气振奋是迫切任务。

处方:炙黄芪 60 克,白术、芍各 9 克,菟丝子 15 克,补骨脂 12 克,熟附片 9 克,上肉桂 3 克,桑螵蛸 12 克,沙苑子 9 克,煅龙骨 15 克,白茯苓 9 克,淫羊藿 12 克,鹿角片 9 克。

【按语】　本例属肾虚阳衰型。本方仿《女科切要》内补丸、《医钞类编》补

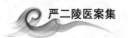

宫汤意旨参入习惯用药组成。方中重用炙黄芪以益气,附子、肉桂、菟丝子、补骨脂、淫羊藿、沙苑子、鹿角片助阳振奋,白术芍、桑螵蛸、龙骨调理肝、脾、肾,固涩止带,佐入白茯苓和中化湿。若肾虚而见赤白带下,当以上方去附、桂、淫羊藿、补骨脂,加入白芷、炮姜炭、榆白皮、左牡蛎等。

肝火带下案　龚某某

带下赤白相兼,或时黄色,其质黏稠,淋漓不断,经来先后无定期,精神抑郁,易怒烦躁,胸胁胀满,口苦咽干,舌质红苔黄,脉象弦数。证属气郁化火,炽盛燔灼,火重湿轻之候。拟予清肝泻火,直折其炽。

处方:细生地12克,全当归9克,白术、芍各9克,香青蒿12克,粉丹皮6克,焦山栀4.5克,黑大豆30克,生苡仁12克,花粉片12克,川黄柏4.5克,赤茯苓12克,椿根皮9克。

【按语】　本例属肝火带下型。本方宗丹栀逍遥散、清肝止淋汤两法融合,以及龙胆泻肝之意。方中生地、当归、白芍养血柔肝,青蒿、丹皮、山栀、黄柏清肝泻火,黑豆、花粉滋养润燥,白术、椿根皮和中固涩,苡仁、茯苓清热利湿。

若肝火极盛,面赤戴阳,上方不能适应时,必须用潜阳降火法,羚羊钩藤汤加减。处方:羚羊角粉0.6克(吞),双钩藤12克(后下),川黄连0.9克,淡黄芩4.5克,桑寄生12克,人参叶9克,生龙、牡各15克,青蒿梗12克,龟、鳖甲各9克,生山栀4.5克,猪、茯苓各9克,赤石脂9克。

湿毒带下案　胡某某

带下量多,色黄如脓,黏稠呈泡沫状,阴部瘙痒,少腹坠痛,小溲短赤,口苦咽干,低热纠缠,舌质红苔黄,脉形滑数。乃由湿热蕴毒侵淫任、带,以致湿毒不去,任、带二脉势必腐蚀多流,治宜清热解毒,利湿祛腐。

处方:生山栀5克,川黄柏4.5克,粉丹皮6克,车前子12克(包),大泽泻9克,猪、赤苓各9克,生苡仁12克,银杏肉7个(打),黑大豆30克,土茯苓15克,忍冬藤12克,西茵陈12克。

【按语】　本例属湿毒带下型。仿《世补斋》不谢方及《傅青主女科》易黄汤出入。方中黑大豆、土茯苓、忍冬藤清营解毒为主体,山栀、丹皮、黄柏以达下焦血分之蕴热结毒,茵陈、猪赤苓、生苡仁、泽泻、车前子化湿分利,银杏肉逐浊以固带。

热毒重于湿者,改苡仁、车前子、泽泻、茵陈,酌加白鸡冠花、白槿花、马齿苋、红藤各15克,以增强解毒效果,达到面面兼顾的法则。

邪毒蕴结带下案　章某某

带多色黄如脓,腥秽且臭,腹腔起有包块,纳食作胀,溲赤便结,不得畅通,苔黄腻质红,两边起刺,脉象弦数。证属邪毒入侵,久则化热,蓄毒蕴于内脏,冲、任、带脉均遭损害,治以清解热毒,消结软坚。

处方:红藤30克,败酱草15克,土茯苓15克,蜀羊泉15克,石见穿15克,半边莲15克,刘寄奴12克,干蟾皮9克,蒲公英30克,皂角刺9克,凉膈散12克(包),牛黄醒消丸[29]1瓶(吞)。

【按语】　本例属邪毒蕴结型。《黄帝内经》:"凡风雨沟湿起居不时,忧虑过度,饮食失节,皆能致之。"朱丹溪曰:"块乃有形之物,气不能成聚作块,必挟痰与食积死血而成。"①上述两种说法可作为病因病机,以癥瘕积聚治疗为主。

方中红藤、败酱直达下焦,土茯苓、蜀羊泉、石见穿、半边莲、蒲公英重解热毒,刘寄奴、干蟾皮、皂角刺消结软坚,瓜蒌、凉膈散清热,牛黄醒消丸消结解毒有效。

---

① 　出自《丹溪治法心要·卷五》:气不能作块成聚,块乃有形之物,痰与食积死血成聚,宜醋煮海石、醋三棱、莪术、桃仁、红花、五灵脂、香附之类,石碱白术汤下之。瓦楞子能消血块,又能消痰。治块当降火,消食积。

第六章
疑难杂病拾遗

冠心病胸痹案 胡某某,男,58 岁

初诊:冠心病两年,现感胸膺闷痛,心悸弗宁,四肢欠温,面色㿠白,神疲溲清,舌苔薄白,脉缓结代。此乃心阳不振,肝脾气滞之候。亟宜温阳为主,调治肝脾为辅。

处方:熟附块 9 克,肉桂心 3 克,干荜茇 4.5 克,缩砂仁 2.4 克,旋覆梗 9 克,苏木、子各 9 克,广郁金 12 克,代赭石 12 克,煅龙骨 30 克,薤白头 9 克,炙九香虫 9 克,紫降香 9 克,7 剂。

二诊:药后诸症均减,唯感喉间多痰,前法加减。

处方:金沸草 12 克,熟附块 9 克,煅磁石 30 克,沉香曲 9 克,广郁金 9 克,苏木、子各 12 克,姜半夏 9 克,青、陈皮各 4.5 克,薤白头 9 克,白茯苓 9 克,炙九香虫 9 克,缩砂仁 2.4 克。

连续服两月,症状逐渐缓解,参加日常工作。

【按语】 严二陵谨守张仲景"阳微阴弦"①之大法,治疗上以宣痹通阳为本,兼顾扶正祛邪。本案患者心阳不足,推动心血无力,可见胸痹心痛、心悸不宁,选用温补阳气之品,如熟附、桂心之类。肝脾气机失畅,故选苏木子、降香、广郁金、旋覆梗之品调气通络,荜茇、砂仁之品理脾温胃。需注意的是"阳化气"不足,则"阴成形"相对太过,临床可兼见头昏、痰多、口黏等痰浊之象,故在

---

① 出自《金匮要略·胸痹心痛短气病脉证治》。关前脉微,关后脉弦。以脉论阴阳,关前为阳,关后为阴。阳微乃寸口脉微,上焦阳虚,胸阳不振之征;阴弦乃阴脉见于阴位,为下焦阴寒之气太过。上焦阳气不足,下焦阴寒气盛,阴乘阳位,痹阻胸阳,不通则痛,而致胸痹、心痛。

温补心阳同时需兼用化痰之品。同时,严氏临床善用虫类药物治疗胸痹心痛,如以九香虫宣胸膈,理气滞,有着非常显著的疗效。

喉痹咽痛案　潘某某,男,51 岁

初诊:支气管扩张有年,咯血痰黏,胸膺不畅,近则喉痛干燥,吞唾妨咽,舌苔灰腻,脉形细弦滑数。一派阴虚液亏之象,宜养阴滋液,清热利咽,宗"益水之源,以制阳光"[①]之旨。

处方:鲜金斛 9 克,鲜沙参 9 克,鲜生地 12 克,人中白 4.5 克,京玄参 9 克,挂金灯 9 克,大青叶 9 克,生甘草 3 克,茜草根 12 克,川、浙贝各 3 克,茅、芦根各 30 克,黛蛤散 12 克(包),10 剂,另珠黄散[30]吹喉,1 日 2 次。

二诊:喉痛改善,灰苔渐化,据外院检查,可疑喉头癌。姑以原方,加重其制。

处方:西洋参 6 克,京玄参 9 克,海浮石 12 克,黛蛤散 15 克(包),生山栀 6 克,淡黄芩 6 克,人中白 4.5 克,山豆根 9 克,挂金灯 9 克,浙贝母 9 克,金银花 12 克,鲜茅根 30 克,10 剂。另珠黄散吹喉,1 日 2 次。

三诊:诸恙大有好转,拟方调理,以善其后。

处方:南、北沙参 9 克,金石斛 9 克,人中白 4.5 克,地骨皮 9 克,川、浙贝各 3 克,天花粉 9 克,双钩藤 12 克,白茅根 30 克,黛蛤散 12 克(包),西青果 9 克,白茯苓 9 克,肥知母 4.5 克,珠黄散吹喉。嘱服 20 剂停药。

【按语】　患者辨为"喉痹",若不分寒热,皆用六神丸之类,必加重病情,败其胃气。支气管扩张多年,风痰火毒,上攻咽喉,致成喉痹,久病不愈,耗伤阴津,属肺肾阴虚,虚火上炎之证,治宜化痰利咽,养阴清热。咽喉为清窍,严二陵认为选药以轻清疏散为主,因势利导,并注重治痰。山豆根、生甘草清热利咽,金银花、人中白、挂金灯、大青叶清热解毒,贝母化痰散结,黛蛤散、茜草根清热化痰止咳,鲜金斛、鲜生地、京玄参、南北沙参、肥知母、天花粉等清热养阴。全方清热不过于苦寒,养阴不过于滋腻,配合珠黄散外用清热攻毒开窍。

---

① 出自《素问·至真要大论》,简称为壮水制阳或滋水制火、滋阴抑火。是治求其属的治法,即用滋阴壮水之法,以抑制阳亢火盛。肾主真水,肾阴不足,则虚火上炎,出现阳偏亢之象,症见头晕目眩、腰酸足软、咽燥耳鸣、烦热盗汗等,此非火之有余,乃水之不足,故必须滋养肾水。

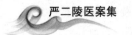

肺炎咳嗽案 薛某某,男,54 岁

初诊: 肺炎三月,不吸收,验痰为金黄色葡萄球菌、霉菌、大肠杆菌生长。胸闷气逆,咳嗽,咯痰不爽,舌苔灰腻,脉见弦滑。辨证而论,由于蕴邪结毒,痰热壅阻上源,积湿滋生各种菌类。急予清热解毒,化痰杀菌,希能获效,可臻康复。

处方: 鱼腥草 30 克,杏、苡仁各 12 克,蒲公英 15 克,地丁草 15 克,望江南 12 克,黛蛤散 12 克(包),海浮石 12 克,败酱草 15 克,净射干 4.5 克,苏、菔子各 9 克,七叶一枝花 30 克,清气化痰丸[31] 12 克(包)。

二诊: 药后症状有所改善,但不甚显著,原意出入。

原方去败酱草,加江剪刀草 30 克,5 剂。

三诊: 药后仍少显效,原来基础,改变其制。

处方: 西洋参 6 克(另冲),半枝莲 30 克,杏、桃仁各 12 克,净射干 4.5 克,玉苏子 12 克,八月札 12 g,黛蛤散 12 克(包),鱼腥草 30 克,甜葶苈 4.5 克,制胆星 9 克,茅、芦根各 30 克,一枝黄花 30 克,10 剂。

四诊: 气逆胸闷已松,咯痰欠利,灰苔已退,拟原法更进一筹。

处方: 南、北沙参各 9 克,大玉竹 12 克,鱼腥草 30 克,金沸草 12 克,净射干 4.5 克,八月札 12 克,黛蛤散 12 克(包),杏、苡仁各 12 克,广地龙 9 克,谷、麦芽各 15 克,一枝黄花 30 克,半贝丸 9 克(包)。

嘱服一月,回乡静养。

【按语】 本案患者因受外邪,热毒侵袭,致肺失宣肃,肺气不宣,热蒸津液聚而为痰,痰热郁肺,阻于气道,遂见痰多,胸闷气逆,加之患者病程日久,迁延不愈,则必自肺而传于五脏也,故呈痰热郁肺之症候。应治以清热肃肺,化痰止咳。鱼腥草清解肺热,与蒲公英合用加强清热解毒之功;地丁草、败酱草、射干、七叶一枝花清热解毒,祛痰排脓;苏子、杏仁降气止咳平喘;望江南清肝,肃肺;海浮石清肺化痰;黛蛤散清肝化痰;清金化痰丸清热化痰。二诊加江剪刀草增清热解毒,化痰平喘之功。严二陵治疗痰热蕴肺之咳嗽病,以清热化痰止咳为主,后期兼顾护脾胃,养阴生津。四诊中佐以南北沙参、玉竹等以养阴清肺生津,谷芽、麦芽行气健脾开胃。嘱患者日常生活中注意气候变化,防寒保暖;不过食肥甘厚腻、生冷辛辣刺激食物;适当参加体育锻炼,增强体质,提高机体卫外功能。

胃窦炎胃痛案　邵某某,男,58 岁

初诊: 脘痛频发,面浮腿软,精神萎疲,夜寐欠安。据胃镜检查,诊断为"十二指肠溃疡,胃窦炎"。脉弦滑,左大于右,舌苔浊腻。审证求因,木乘土位,痰浊凝聚,升降乖违,姑以调肝和胃,化浊涤痰。

处方: 金沸草 12 克,广郁金 9 克,海螵蛸 12 克,清炙草 4.5 克,八月札 12 克,绿萼梅 4.5 克,朱茯苓 12 克,仙鹤草 30 克,炙九香虫 9 克,佛手片 9 克,上川朴 2.4 克,左金丸 4.5 克(包)。

二诊: 脘痛略缓,精神疲乏,面色少华,苔腻口干,脉弦滑。仍主化浊降逆,以理肝脾。

处方: 海螵蛸 12 克,炙贝母 9 克,煅瓦楞 12 克,炙九香虫 9 克,佛手片 9 克,八月札 12 克,绿萼梅 4.5 克,朱茯苓 9 克,金沸草 12 克,广郁金 9 克,望江南 9 克,左金丸 4.5 克(包)。

三诊: 脘痛已减,腹部作胀,气机不舒,肝木横逆,胃肠受损,湿浊从而停留,再以调肝理气,而和胃肠。

处方: 仙半夏 4.5 克,青、陈皮各 4.5 克,川雅连 3 克,淡吴茱萸 1.5 克,炙九香虫 9 克,金沸草 12 克,广郁金 9 克,炙甘松 5 克,赤茯苓 12 克,大腹皮 9 克,生麦芽 15 克,刘寄奴 15 克。

服药逾月后复查胃镜,胃窦炎情况较前有所好转。

【按语】　严氏对胃病的治疗颇具心得,常从通降入手,用药以清灵流畅见长,主张在动态中辨证施治。胃为水谷之腑,六腑者传化物而不藏,以通为用,以降为顺。降则和,不降则滞,反升则逆,和降是胃的生理特点,故擅用通降法治疗胃病。

此案中患者发病多因木乘土位,升降乖违所致,给予调肝和胃,化浊涤痰。初期方中选用佛手、绿萼梅、九香虫等理气和胃,郁金活血化瘀,贝母化痰散结;后期复诊考虑胃肠受损,湿浊停留,加用陈皮理气健脾,生麦芽消食和胃,顾护正气,驱邪不伤正,兼顾脾胃生理特性,辨证施治,遂能随拨随应。

霉菌性肠炎泄泻案　童某某,男,43 岁

初诊: 初起水泄,继则大便有黏液夹杂而下,腹部胀痛,伴有后重感,抗生素治疗,终未见效,检大便有霉菌生长,诊断为"霉菌性肠炎"。舌苔白腻质红,脉濡弦带数,此乃湿热郁蒸,细菌丛生,盘踞肠胃所致。急拟化湿理中,洽调胃

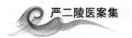

肠法。

处方：煨葛根6克，扁豆衣12克，炒白芍6克，炒防风4.5克，辣蓼草9克，马齿苋30克，焦楂、曲各9克，炒车前12克（包），青、陈皮各4.5克，大腹皮9克，一枝黄花15克，香连丸[32]5克（分2次吞），7剂。

二诊：大便溏泄夹杂黏液均减，下腹部胀痛后重亦减，验大便，霉菌未净。续予原法加减。

处方：扁豆子、花各9克，煨葛根4.5克，白茯苓12克，炒白芍6克，马齿苋15克，辣蓼草9克，炒车前12克（包），炒楂、曲各9克，一枝黄花30克，凤尾草12克，香连丸4.5克（吞），7剂。

三诊：病症改善，守原法进行。

处方：原方去凤尾草，加佛手片6克，7剂。

四诊：便溏转实，黏液消失，后重亦除。继服原方7剂。

五诊：大便复验，结果阴性，各种症状得以缓解消失，苔薄脉濡。当以培益中土而和肠，以资巩固。

处方：怀山药9克，扁豆花12克，白茯苓12克，炒白芍6克，谷、麦芽各15克，采云曲9克，马齿苋15克，广陈皮4.5克，炒车前9克（包），桑寄生12克，砂仁壳2.4克，香连丸4.5克（吞），14剂。

此证屡用抗生素，未能见效，服中草药，仅4周告痊。

【按语】 本患湿热蕴结肠道，与气血搏结，导滞大肠通降不利，气机阻滞，肠络受损，可见大便黏液夹杂而下，腹痛，里急后重。严二陵在治疗上注重调理脾胃气机，并佐以行血、和血、凉血之品，此即刘河间"调气则后重自除，行血则便脓自愈"①之意。葛根、防风升发清阳，鼓舞脾胃之气上升而奏止泻之功；白芍养血和营，缓急止痛；扁豆、茯苓健脾化湿；马齿苋、一枝黄花清热解毒，凉血止痢；车前子清热渗湿；大腹皮行气宽中利水；焦楂、曲健脾和胃；香连丸中黄连清热燥湿，木香行气止痛。三诊增加佛手疏肝理气，和胃止痛。五诊则注重温补脾肾，山药健脾气，桑寄生补肾气。嘱患者日常生活应注意饮食的调养，清洁卫生，不宜生冷滋腻之品，以防损伤胃肠。

---

① 出自刘完素的《素问病机气宜保命集》，认为痢疾出现里急后重及便下脓血的症状，是因为湿热邪气阻滞肠腑，导致肠腑气机不利，气滞血阻，血败肉腐所致。邪滞肠间，腑气不行，故里急后重，邪入血分，血败肉腐，故便下脓血，故治宜清热燥湿，调和肠腑气血。基于此治则创制治痢代表方"芍药汤"。

肝硬化腹水鼓胀案　陆某某,男,70 岁

初诊:右肋胀痛,气逆胸满,腹胀如鼓,两足浮肿,小溲不利,外院诊为"肝硬化晚期"。苔薄脉弦,此乃肝脾同病,气滞浊阻。拟予调肝运脾,宽胀化浊,以观动静。

处方:茯苓皮 15 克,五加皮 9 克,大腹子、皮各 12 克,汉防己 12 克,炙桑皮 9 克,淡姜皮 2.4 克,野赤豆 30 克,川椒目 3 克,旋覆梗 12 克,广郁金 12 克,紫降香 9 克,滋肾通关丸[33] 12 克(包),7 剂。

二诊:症状均有好转,原法进展。

处方:苏木、子各 12 克,茯苓皮 15 克,炙桑皮 9 克,五加皮 9 克,汉防己 12 克,淡姜皮 2.4 克,广郁金 12 克,紫降香 9 克,大腹皮 12 克,川椒目 3 克,左金丸 3 克(包),滋肾通关丸 12 克(包)。

三诊:浮肿退,气逆平,胁痛减,医院复查症情尚属稳定。

仍嘱中药治疗,原方加岗稔根 15 克,刘寄奴 9 克,7 剂。

四诊:各种症状渐呈消失,拟调理方,以善其后。

处方:桑寄生 15 克,炙茵陈 12 克,炙鸡金 6 克,苏木、子各 12 克,大腹皮 12 克,带皮苓 12 克,望江南 12 克,八月札 9 克,广郁金 9 克,仙鹤草 30 克,岗稔根 15 克,刘寄奴 9 克,旋覆梗 9 克,左金丸 3 克(包),7 剂。

【按语】《杂病源流犀烛》云:"鼓胀病根,在脾,由脾阴受伤,胃虽纳谷,脾不运化,或由怒气伤肝,渐蚀其脾,脾虚之极,故阴阳不交,清浊相混遂道不通……故其腹胀大。"脾位于中焦,是水液运化代谢的中枢。严二陵认为治疗脾虚不能运化水湿的水肿,当健脾与利水兼顾,健脾以抵御水邪,利水以疏通水道。此方取《华氏中藏经》五皮散[34] 之寓意,去陈橘皮,易五加皮入肾以行水,方中均用皮,有轻以去实,以皮行皮之意。同时,脾虚有积,土虚木乘,补脾毋忘和肝,加用广郁金、紫降香疏肝理气。

胆总管结石胁痛案　施某某,男,58 岁

初诊:慢性肝炎历时多年。素体丰腴,脾胃湿盛,情绪怫悒,腹满且胀,右胁作痛,大便时秘,小便色黄,近期检查,诊断为"胆石症,胆总管阻塞"。舌苔浊腻,脉形沉弦不畅,论证凭脉,良由肝脾失洽,气滞不达,湿浊停留,沉淀成石。今拟理气化湿,调肝利胆,宗三黄为主,参入软坚之品,试观转变与动态。

处方:川雅连 1.2 克,淡吴萸 0.8 克(同炒),炒黄芩 4.5 克,制大黄 9 克,

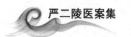

制川朴2.4克,炙茵陈12克,赤、白苓各9克,金钱草15克,炙内金4.5克,广木香4.5克,炒枳壳4.5克,川、黄郁金各4.5克,青、陈皮各4.5克。

二诊: 连服理气化湿利胆之品,大便畅行,腹部见松,苔腻化薄,脉象沉弦,仍主原意出入。

上方:茯苓、神各9克,制川朴2.4克,炒黄芩4.5克,广木香4.5克,制香附4.5克,煨金铃4.5克,炒枳壳4.5克,青、陈皮各4.5克,金钱草30克,炙鸡内金4.5克,炒车前9克,川雅连1.5克,炙茵陈9克,佛手片3克。

三诊: 腹满作胀,减而未除,右胁隐痛,脉象沉弦。肝胆未和,湿浊停留。续予化湿畅中,调肝利胆法。

处方:川雅连1.5克,上川朴2.4克,金铃子4.5克,延胡索4.5克,制香附4.5克,青、陈皮各4.5克,炒枳壳4.5克,广木香2.4克,炒黄芩4.5克,小石韦9克,制大黄9克,海金砂9克(包),川、黄郁金各4.5克,三七粉1.2克(吞)。

四诊: 右胁肋掣痛较减,胃纳渐开,苔腻化薄,脉象沉弦。胆石症日久,厥气不和,瘀浊易于停留。舒肝利胆,化浊行瘀,参入软坚调胃之品。

处方:广姜黄9克,制乳、没各1.5克,旋覆花、梗各4.5克,川、广郁金各6克,真血竭4.5克,沉香曲4.5克,佛手片3克,威灵仙9克,炙内金4.5克,金钱草15克,制香附9克,龙胆草1.2克。

【按语】 该患者患传染性肝炎多年,肝功能反复异常,右胁作痛,持续不已。近期胆道造影,发现胆囊及胆总管均有结石存在。患者素体丰腴,嗜食厚味,湿热本盛,肝之条达,胆之泄降功能失常,湿热稽留,日久不化,蕴酿结晶,渐至成石。根据《黄帝内经》,肝胆相为表里,肝病及胆,胆病及肝,一脏一腑,往往相互影响,在临床甚为多见。本患慢性肝炎,右胁本有作痛,加之胆管与胆囊结石阻塞,所谓"不通则痛",因此疼痛持续不已,腹满且胀,大便时秘,小溲色黄,舌苔浊腻。此乃湿热蕴结中焦,脾胃气化升降之职,均失常度。脉"沉"里证也,"弦"肝也。论证凭脉,属里证、实证,热重于湿之候。

腑气运行,应当是泻而不藏,通而不滞,降而不升,反之则为病理状态。本病例所表现的症状,即为肝郁气滞,湿热蕴结,故治疗当采取泄与降、通与利的法则,所谓"肝得疏散则和,胆得泄降则平"。

方中用三黄,苦寒泄热为君,使热由大便而下;茵陈、茯苓、车前子等清利湿热为臣,使湿由小便而出;佐以香附、郁金、延胡索、青陈皮、佛手片等舒肝利胆,理气解郁;金钱草、鸡内金为排结石之要药,所以每方必用;三七粉、血竭等为化瘀滞,止疼痛之品,每诊药物虽有更换,但总不外乎舒肝利胆,清利湿热之法,达到排石之目的。复查结果,胆囊结石虽未排出,但胆总管结石已经消失,症状也大有缓解。

慢性胰腺炎腹痛案 王某某,女,40岁

初诊:有胰腺炎史,左上腹疼痛,缠绵日久,中西药遍尝乏效,形瘦面黄,劳累或经转则痛势尤甚,或时牵掣至右肋脊椎部不适,舌苔薄腻,脉缓。气滞浊阻,络脉不通,不通则痛,拟予运气通络,消结而化痰浊。

处方:炙九香虫9克,煨金铃子12克,延胡索12克,刘寄奴12克,佛手片9克,广郁金9克,八月札12克,绿萼梅4.5克,赤、白芍各6克,大腹子、皮各9克,麻仁丸[35]30克(包),木香顺气丸[36]12克(包),7剂。

二诊:药后症状均有好转,原方续服7剂。

三诊:两肋与脘腹牵掣见减,胃纳不振,精神软,苔薄脉缓,按原方出入。

处方:仙鹤草30克,赤、白芍各6克,金铃子12克,延胡索12克,刘寄奴12克,佛手片9克,广郁金9克,炙九香虫9克,虎杖根15克,八月札12克,麻仁丸30克(包),木香顺气丸12克(包),7剂。

四诊:续有转机,嘱服原方。

五诊:疼痛牵掣,逐步消失,胃纳精神俱佳,处方以资巩固。

处方:淮山药12克,大玉竹12克,炒白芍9克,仙鹤草30克,刘寄奴12克,金铃子12克,延胡索12克,炙九香虫9克,广郁金9克,虎杖根15克,麻仁丸30克(包),木香顺气丸12克(包),7剂。嘱服半月。

【按语】 中医学认为慢性胰腺炎发病多因饮食不节或不洁、长期嗜酒、情志不畅以及外邪侵扰等因素,而致肝失疏泄,脾失健运,升降失司,中焦气机不畅,湿不得化,煎熬成痰;气机郁滞可致牵掣,至右肋脊椎部不适,郁滞日久则血脉不行,气滞血瘀,不通则痛,则发腹痛;缠绵日久,脾阳不振,气血生成不足,故见面黄,舌脉皆可佐证。

治疗方面,严二陵基于慢性胰腺炎的基本病因病机,主张急性复发和缓解期宜分期辨证论治,急性期以气滞、血瘀、湿热、食积、酒毒为主,治疗以清热除湿、理气止痛、活血化瘀、消食化积为主;缓解期则以本虚(脏腑虚损)标实(血瘀、水停)为主,治疗则以益气养阴、健脾利水、活血消癥为主。本例病案中,严

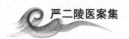

氏审证求因,主以运气通络,消结化痰为法,初以九香虫、大腹皮、金铃子、延胡索、佛手等理气和中,赤白芍、郁金和络止痛,麻仁润肠通便等药物,使气行浊化,络脉得通,症状改善。后期复诊酌情使用山药、玉竹、仙鹤草扶正补虚之品,使其驱邪不伤正,标本兼治,瘥后防复。

中消证案　许某某,女,50岁

初诊:嘈杂心悸,气机不顺,近期来逐渐肥胖,一日食肉二斤,苔腻脉滑。气火湿痰交阻,中消之候。先以降火宁心,化痰渗湿。

处方:淮山药30克,淮小麦30克,生甘草3克,酸枣仁4.5克,天花粉15克,玉米须15克,元精石15克,西茵陈15克,生苡仁15克,生白芍9克,茯苓皮30克,胡黄连1.5克,7剂。

二诊:降火宁心,化痰降浊,嘈杂较减,脉弦滑,原法进展。

处方:元精石15克,天花粉15克,淮山药9克,西茵陈15克,生白芍9克,生苡仁15克,玉米须15克,石决明15克,淮小麦30克,生甘草3克,柏子仁15克,粉丹皮6克,7剂。

三诊:嘈杂善饥,较有改善,腹部膨胀,精神略振,少腹偏右不适,小溲不多,脉沉弦,前方更进一筹。

处方:西茵陈15克,焦山栀4.5克,天花粉15克,元精石15克,生白芍5克,玉米须12克,茯苓皮30克,胡黄连1.5克,石决明15克,淮小麦30克,生甘草3克,柏子仁12克,7剂。

【按语】　严二陵诊病,首重辨证。该患者食肉甚多,短时增重,结合舌象脉证,乃痰湿内盛,阻滞气机,而致气机不顺,郁而化热,发为嘈杂心悸。其次注重养阴而忌攻伐,多用甘平之剂。方中以淮山药、淮小麦益气健脾,配甘寒之天花粉,咸寒之元精石以养阴清热,兼能化浊生津,甘淡之玉米须、茯苓皮、生苡仁同用以化湿利水,再用辛凉之茵陈利水而不寒,稍用苦寒之胡黄连以清湿热,并以白芍养血敛阴。诸药合用,补而不滞,清热而不燥,健脾养阴以清内火,淡渗利水以除湿滞,再添以甘酸平和之酸枣仁,宁心安神,共奏降火宁心,化痰渗湿之效。

贫血血虚案　陈某某,女,51岁

初诊:恙由输血而起,从而恶寒,四肢冰冷尤甚,左手手指发白,别无他症,脉搏左小且缓,苔薄少华。审证求因,确属气血循序失常,法宗温阳益气,养血和络。

处方:炙桂枝 4.5 克,炒白芍 4.5 克,炒当归 4.5 克,紫丹参 9 克,白茯苓 9 克,炙甘草 4.5 克,菟丝子 9 克,川断肉 12 克,功劳叶 12 克,淫羊藿 9 克,补骨脂 9 克,归脾丸 12 克(包),7 剂。

二诊:效果不显,宗前法加重其量。

处方:党、丹参各 9 克,川桂枝 9 克,炙甘草 6 克,葫芦巴 9 克,淫羊藿 12 克,菟丝子 12 克,补骨脂 12 克,川断肉 12 克,带皮苓 12 克,平地木 30 克,炙绵芪 12 克,附子理中丸[37] 12 克(包)。

三诊:药后症状大减,精神亦佳,续予原方再服 2 周。

【按语】 本案属阳虚,脏腑功能低下,经脉失于温煦,表现为恶寒,四肢冰冷,手指发白。治以温阳益气,理血和络。桂枝辛散温通,具有温通经脉,温中散寒之效;白芍、当归补血养血;丹参活血通经;茯苓健脾宁心;甘草益气升血;川断、菟丝子、功劳叶补益肝肾;淫羊藿补肾阳,强筋骨;补骨脂补肾助阳;归脾丸益气生血,养心安神。二诊效果不显,因脾为后天之本,气血生化之源,且血为气之母,气为血之帅,两者互因互用,故血虚均伴有不同程度的气虚症状。所以补血不能单用补血药,而应当配以补气药,以达到益气生血的目的。故复诊时增加党参、黄芪等补气药;另葫芦巴温肾祛寒;平地木活血祛湿除痹;当归补血和营,黄芪补益肺脾之气,以益生血之源,两药配伍可增强益气生血的作用;附子理中丸温阳祛寒。嘱患者日常生活中应防止外邪入侵,劳逸适度,适当锻炼,进食富有营养且易于消化的食物,少食辛辣、油腻、寒凉食物,以免损伤脾胃。

前列腺肥大癃闭案 陈某某,男,44 岁

初诊:脾肾两亏,决渎失司,导致水道分泌违常,小溲频数,点滴不爽,体检见前列腺肥大。曾见血尿,腰酸神疲,健忘少寐,苔薄腻,边红,脉弦小,尺部无力。拟益肾宁神,以化积瘀湿浊法。

处方:制女贞 15 克,墨旱莲 9 克,穞豆衣 12 克,桑螵蛸 9 克,杭白芍 6 克,生草梢 3 克,萹蓄草 9 克,生苡仁 12 克,玉米须 15 克,刘寄奴 9 克,琥珀末 1.5 克(吞),茯兔丸[38] 12 克(包)。

二诊:诸症好转,原法进展。

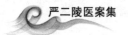

处方：稽豆衣 12 克，白茯苓 12 克，菟丝子 9 克，五味子 3 克，石莲子 12 克，杭白芍 9 克，生草梢 4.5 克，生薏苡仁 12 克，玉米须 15 克，刘寄奴 9 克，二至丸 15 克（包），琥珀末 1.5 克（吞）。

【按语】 重视养阴，以柔济刚是严二陵遣方用药特点之一。脾失健运，三焦水液运行乖常，不能升清降浊，酿成湿热下注膀胱；肾阳虚衰，下焦气化失司，致开阖不利。

方中用甘凉之制女贞，配墨旱莲以滋补肝肾，用甘平之稽豆衣，取其滋阴养血而兼平肝益肾之效；白芍与桑螵蛸，一敛阴养血平肝，一补肾固精缩泉；萹蓄草、生苡仁、玉米须、生草梢四味，利水以去湿浊；琥珀与刘寄奴共用，以化积瘀，且琥珀入心以宁神；佐茯兔丸以补肾益精，阴中求阳，阴阳双补，而使小便得利。

尿崩症案 顾某某，男，35 岁

初诊：尿崩五载，口干舌糙，脉沉弦数，肾阴枯耗，化源不润。姑以育阴固肾，润燥收纳，复方图治。

处方：天花粉 15 克，稽豆衣 15 克，女贞子 30 克，墨旱莲 9 克，杭白芍 9 克，桑螵蛸 9 克，北芡实 12 克，金樱子 12 克，覆盆子 9 克，生杜仲 9 克，天麦冬各 6 克，银杏肉 7 枚（打）。

二诊：尿崩日久，口唇干燥，舌光无苔。阴液耗伤，化源耗竭，滋水存阴，摄纳固本为治。

处方：南、北沙参各 9 克，天、麦冬各 6 克，五味子 6 克，石莲子 12 克，稽豆衣 12 克，柏子仁 12 克，生白芍 12 克，生草梢 4.5 克，白芡实 12 克，金樱子 9 克，天花粉 12 克，缩泉丸[39]15 克（包）。

三诊：尿崩渐有好转，脉弦细，前方进展。

处方：潞党参 18 克，清炙芪 18 克，淮山药 12 克，石莲子 12 克，白芡实 12 克，金樱子 12 克，五味子 3 克，菟丝子 12 克，覆盆子 12 克，川断肉 12 克，天花粉 12 克，缩泉丸 12 克（包）。

【按语】 此患脾阳不振，运化无权，水液输布失常，开阖失司，则水流下泄，精血生化之源日竭，致使肾失所养。方以天花粉生津润燥，配稽豆衣补益肝肾；女贞子、墨旱莲、生杜仲滋补肝肾；桑螵蛸、北芡实、金樱子、覆盆子四味共以固精缩尿；天、麦冬养阴润肺生津。诸药同用，先复后天生化之能，而后补敛兼施,肝肾同治,达育阴固肾,润燥收纳之效。

肾虚血尿案　邱某某,男,28 岁

初诊:腰脊偏右酸楚,小溲深黄且混,尿检红细胞满视野,苔薄边尖红,脉象弦细数。肾阴久虚,气火偏胜,湿热下注,导致阴络受损,血下溢也。治先清热利湿,养阴和络。

处方:稽豆衣 12 克,生草梢 2.1 克,小蓟炭 4.5 克,藕节炭 9 克,淡竹叶 9 克,蒲黄炭 4.5 克(包),萹蓄草 9 克,焦山栀 4.5 克,仙鹤草 9 克,杭白芍 9 克,桑寄生 9 克,琥珀末 1.2 克(吞)。

二诊:腰脊酸楚减而未除,小溲深黄,脉络受伤,血溢脉外,续予前法进展。

处方:生地炭 12 克,贯众炭 9 克,阿胶珠 6 克,蒲黄炭 9 克(包),仙鹤草 9 克,平地木 9 克,千年健 9 克,桑寄生 12 克,炒小蓟 4.5 克,生草梢 2.1 克,茜草根 9 克,三七粉 1.2 克(吞)。

三诊:尿血已止,腰脊酸楚亦减,但不耐劳顿,苔薄少华,脉象沉弦,尺部少力。当以益肾培元,巩固其本。

处方:大生地 12 克,何首乌 15 克,阿胶珠 9 克,川断肉 9 克,生草梢 2.1 克,三七粉 1.2 克(吞),杭白芍 9 克,仙鹤草 9 克,稽豆衣 12 克,桑寄生 12 克,女贞子 9 克,旱莲草 4.5 克。

四诊:肾亏肝旺,溲赤混浊虽减,但遗精后,腰脊酸楚,腿足少力,脉象沉弦。再以益肾养阴,和络固精。

处方:煅牡蛎 15 克(先入),煅龙骨 15 克(先入),桑寄生 12 克,川断肉 9 克,川杜仲 9 克,稽豆衣 12 克,制女贞 9 克,白蒺藜 9 克,水炙款冬 9 克,光杏仁 9 克,生谷芽 12 克,白莲须 9 克,金樱子 9 克,白芡实 15 克。

五诊:溲混已清,腰酸遗精均瘥,连进益肾固本,精神较振,夜寐亦渐安,脉象弦小。仍主滋阴益肾,从本图治。

处方:首乌藤 30 克,制女贞 12 克,旱莲草 4.5 克,金狗脊 9 克,川断肉 9 克,仙鹤草 9 克,千年健 9 克,杭白芍 9 克,黑大豆 12 克,制黄精 9 克,桑寄生 9 克,六味地黄丸 12 克(包)。

【按语】　血尿屡发,历已数月,多种检查,原因未明。经严二陵辨证施治,处方用药,症状逐渐减轻,五诊以后,小便检查,均已正常,出血迄今未见。尿

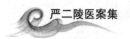

血,下焦病也。一般以痛者为血淋,不痛者为尿血。导致血尿的原因,有因心火亢盛,移热小肠,迫血妄行;有因纵情色欲,相火妄动,肾阴亏耗,络伤血溢;或因脾肾两虚,中气不足,血随气陷……遂能迫血从小便而出。

该患肾阴既亏,水不涵木,肝火偏胜,湿热下注膀胱,此乃正虚邪实之证。处方初用小蓟饮子加减,先治其标,取生地、白芍、穞豆衣以养阴;竹叶、山枝以清热;小蓟、蒲黄、藕节炒炭以止血;仙鹤草、阿胶珠、平地木亦为养阴止血之品;三七粉活血止血。尿血止后,治法以补肾为主,柔肝为次,补肾如桑寄生、川断肉、狗脊、杜仲等;柔肝如女贞子、旱莲草、杭白芍等;因有遗精,故用龙牡、金樱子、白芡实等以固涩;千年健、制首乌、制黄精、六味地黄丸皆为益肾固本之药。

遗精案 1　王某某

滑精已久,小便频数不禁,劳顿更甚,头昏耳鸣,又增大便溏薄,脉濡缓,尺部少神。良由脾肾两虚,精关不固,治宜培益脾肾而固精关。

处方:人参粉 3 克(吞),生白术 9 克,煅龙、牡各 12 克,白芡实 12 克,金樱子 9 克,覆盆子 9 克,菟丝子 12 克,首乌藤 15 克,韭菜子 3 克,功劳叶 12 克,川断肉 9 克,金狗脊 12 克。

【按语】　此乃脾肾两虚而致遗精,宗金锁固精丸加减。脾为后天之本,肾为先天之本,两者相互为养。脾阳不足,症见神疲,大便溏薄,日久累及肾阳,则有小便频数,腰酸滑精,头晕耳鸣之症。故以人参、白术补养脾肾,芡实、金樱子、覆盆子燥湿止遗,菟丝子、首乌藤、功劳叶、狗脊、川断益肝肾,强筋骨,清虚热,安神定眩。

遗精案 2　陆某某

遗精历时已久,症见眩晕目花,耳鸣作响,心悸勿宁,精神疲乏,小便频数,腰肢酸楚,寐不成安,苔薄,脉弦小,尺部少力。良由病久下元亏损,心肾同病,当以益肾安神,而固精关。

处方:炒党参 12 克,首乌藤 15 克,淮山药 15 克,桑寄生 12 克,仙鹤草 15 克,功劳叶 9 克,大丹参 9 克,菟丝子 12 克,制女贞 9 克,熟枣仁 5 克,远志肉 6 克,枕中丹[40] 9 克。

【按语】　本例因心肾不足而致精关不固,遗泄下游。心肾不足日久,心肾不交,症见失眠、眩晕、耳鸣,故以枕中丹为底方,交通心肾,安神助眠。党参、山药、丹参、酸枣仁、首乌藤、远志益气健脾,养血安神;桑寄生、仙鹤草、功劳叶、女贞子、菟丝子补益肝肾,强筋骨,固精止遗。

阳痿案　黄某某

头晕目眩,易于汗出,四肢欠和,心悸失眠,腰背酸楚,阳痿频频,苔薄少华,脉细弦。乃属肝肾久虚,虚阳升扰,治当宁心培元,调益肝肾。

处方:炒党参 12 克,炙姜黄 9 克,白芡实 12 克,金樱子 12 克,菟丝子 12 克,五味子 8 克,巴戟肉 9 克,夜交藤 15 克,淮小麦 30 克,远志肉 6 克,炒川断 9 克,炒狗脊 9 克。

【按语】　此属气虚阳衰,肝肾同病,宗肝肾双补法。心、肝、脾、肾均以虚证为主,日久气虚阳衰,故见神疲目眩,失眠少华,腰酸阳痿之证。予党参健脾益气,夜交藤、远志、淮小麦养心安神,芡实、金樱子、五味子收敛止遗,菟丝子、五味子、巴戟肉、川断、狗脊合用,可补养肝肾,强筋壮骨,温暖肾阳以治阳痿,姜黄活血止痛。全方以补虚为要,宁心培元,达安神助眠,强筋止遗之效。

结节性动脉周围炎案　杨某某,女,26 岁

初诊: 患者于三月前突然高热,持续不退,并出现遍体红斑。经外院切片检查,诊断为"结节性动脉周围炎"。同时发现肝、脾肿大,心律不齐等,白细胞、血小板均偏低。用青霉素治疗后,高热渐退,但低热未净,红斑亦未见消减,而来治疗。查体背部与两腿部皮肤红斑满布,与周围皮肤交界清楚,压之不褪色,脉象细弦而数。诉时有鼻衄、牙宣等,头目昏晕,疲乏少力,夜寐不安,口干引饮。综合脉证,营阴耗损,血毒蕴酿已无疑,宗犀角地黄汤清营凉血,参入调胃解毒药。

处方:犀角粉 0.6 克(吞),细生地 15 克,粉丹皮 4.5 克,杭白芍 4.5 克,当归身 4.5 克,生甘草 1.5 克,淮小麦 30 克,赤茯苓 9 克,生谷芽 30 克,忍冬藤 9 克,仙鹤草 15 克。

二诊: 药后鼻衄将止,龈血尚有,紫斑渐收,精神较振,咳痰黄厚,右胁脘部时有作胀,再守前意出入。

处方:淮小麦 30 克,远志肉 4.5 克,细生地 15 克,杭白芍 4.5 克,生甘草 3

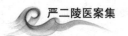

克,蒲公英9克,木馒头30克,生谷芽30克,辰茯神9克,仙鹤草15克,茜草根9克,平地木9克,粉丹皮4.5克,清炙枇杷叶12克(包)。

三诊:连进清营滋阴,和胃解毒之味,红斑渐收,鼻衄咯血亦止,唯龈血仍见,胃纳欠馨,大便黑色,脉象细弦且数。滋阴养血,清营解毒,更进一筹。

处方:大生地12克,阿胶珠6克(烊冲),蒲黄炭4.5克(包),平地木9克,杭白芍4.5克,木馒头30克,生谷芽15克,淮小麦30克,仙鹤草15克,生甘草1.5克,川雅连1.5克,白茅花4.5克,白及片4.5克。

四诊:眩晕频作,胃脘作痛,心悸懊恼,苔薄黄,脉弦小。营血俱虚,心肝脾失治,治宜养血宁心,洽调肝脾。

处方:细生地12克,夜交藤15克,鸡血藤9克,朱茯神6克,淮小麦30克,远志肉4.5克,火麻仁12克,酸枣仁4.5克,炒竹茹4.5克,绿萼梅4.5克,女贞子9克,炙枇杷叶12克(包)。

五诊:心悸气逆渐瘥,脉象细弦数。营虚肝旺,蕴毒未清,不易骤然恢复,再以养心宁神,润燥和胃。

处方:细生地12克,稆豆衣12克,淮小麦30克,远志肉4.5克,夜交藤30克,桑寄生12克,夏枯草12克,杭白芍4.5克,朱茯苓9克,原金斛9克,炙枇杷叶12克(包)。

【按语】 结节性动脉周围炎,根据病情分析,高热持续多日不退,邪气侵入血分可知,内热酝酿,形成血毒,络脉受伤,泛于肌肤,发为红斑;热迫血行,出于口鼻,而为鼻衄龈血;营阴大亏,所以精神疲乏不堪,头昏目眩也。

治疗方法,采用温病方剂,初以凉血解毒为主,继则凉血止血,参入和胃养心,终用养阴清营,养心宁神,以善其后。方中犀角、生地、丹皮、忍冬藤等大剂凉血解毒;蒲公英、茜草根、平地木、仙鹤草均为凉血止血之品,使热毒渐解,红斑渐收。该病虽属实证,然病已三月,心营已虚,故参入归身、白芍、阿胶、女贞子养血之药;佐以淮小麦、茯神、远志、枣仁宁心之剂。方中木馒头一味,亦为清热解毒之品,对热毒入营之证,用之有效。佐以枇杷叶、白茅花等取其清肺止血,以治其上,衄血渐止,心神得安,体力逐渐恢复。

结节性动脉周围炎属结缔组织疾病,该患发病初期,经西药治疗,病情控制,但红斑仍显,症状未能全除。后经严二陵中药调治,服药40余剂,红斑全收,诸症亦除。

多毛症案　顾某某,女,35 岁

初诊: 四肢下端,毫毛频起,夏季为甚。素体血热肝旺,气火燔炽,煽动肌表组织。治法拟予清营以滋化源,逐湿以利水道。

处方: 天花粉 15 克,粉丹皮 6 克,蒲公英 30 克,淡竹叶 9 克,净连翘 9 克,金银花 9 克,炒黄芩 4.5 克,生薏苡仁 12 克,福泽泻 9 克,赤茯苓 12 克,地骨皮 9 克,六一散 12 克(包)。

二诊: 面部起蕾,经前尤甚,内热所致,脉弦苔薄,前法进展。

处方: 金银花 12 克,净连翘 9 克,嫩白薇 4.5 克,炙青蒿 4.5 克,无花果 9 克,蒲公英 30 克,淡黄芩 4.5 克,生竹茹 6 克,京玄参 9 克,半边莲 15 克,茅、芦根各 15 克,竹叶心 9 克。

三诊: 经事已净,面部湿蕾渐收,苔薄脉濡。仍主滋润化源,和络逐湿。

处方: 青蒿梗 9 克,半边莲 15 克,金银花 9 克,净连翘 9 克,淡竹叶 9 克,丝瓜络 4.5 克,炒黄芩 4.5 克,粉丹皮 4.5 克,穞豆衣 12 克,川石斛 9 克,无花果 9 克,茅、芦根各 15 克。

四诊: 经来色紫成块逐步改善,唇周毫毛较退,四肢下端毫毛仍多,再予凉血清营。

处方: 大生地 12 克,广犀角 4.5 克,生白芍 9 克,粉丹皮 6 克,天花粉 12 克,女贞子 30 克,墨旱莲 9 克,京玄参 9 克,嫩白薇 9 克,无花果 9 克,地骨皮 9 克,茅、芦根各 15 克。

【按语】　中医学基于"一身之毛为一身经络气血所主,一身之毛皆为血余"的理论,认为女性多毛症发病,或因女子月事不以时下,或因实热或因虚热等,致使经络之血异常旺盛,有余之血生成异常之毛。治疗上,根据病因,或调经,或清热,或养阴结合毛发异常生长部位所属经脉,分经论治,疗效颇佳。

本案多因素体血热肝旺,气火燔炽,煽动肌表组织所致。治疗多毛症从卫气营血角度出发,主以清营滋源,逐湿利水为主,标本同治,给邪以出路,临床获效,颇具特色,值得学习。

所涉方剂出处

[1] 牛黄至宝丹，出自清代陈士铎《洞天奥旨》卷十二。牛黄一分，胆矾二分，皂角末一分，麝香三厘，冰片一分，儿茶五分，百草霜一钱。上为末，和匀。每用五厘，吹入喉中。必大吐痰而愈。后用煎剂漱喉汤。治阳火喉疮。

[2] 凉膈散，出自《太平惠民和剂局方》卷六。又名连翘饮子。大黄、朴硝、甘草（爁）各二十两，栀子仁、薄荷叶、黄芩各十两，连翘二斤半。为粗末，每服二钱，加竹叶七片，蜜少许，水煎，食后服，得利停服。功能清热解毒，泻火通便。治脏腑积热，烦躁多渴，面热头昏，唇焦咽燥，舌肿喉闭，目赤鼻衄，颔颊结硬，口舌生疮，痰实不利，涕唾稠黏，睡卧不宁，谵语狂妄，肠胃燥涩，便溺秘结。

[3] 甘露消毒丹，出自《医效秘传》卷一。又名普济解毒丹。滑石十五两，茵陈十一两，黄芩十两，石菖蒲六两，木通、川贝母各五两，射干、连翘、薄荷、白豆蔻、藿香各四两。为细末，每服三钱，开水调下，日二次；或以神曲为糊丸，弹子大，开水化服。功能化浊利湿，清热解毒。治湿温初起，邪在气分，湿热并重，症见身热困倦，胸闷腹胀，无汗而烦，或有汗而热不退，尿赤便秘，或泻而不畅，有热臭气，或咽痛颐肿，舌苔黄腻或厚腻。

[4] 六一散，出自《黄帝素问宣明论方》。滑石六两，甘草一两。为末，冲服，每服三钱。功能清暑利湿。治暑湿身热，心烦口渴，小便不利，及三焦湿热，小便淋痛。

[5] 益元散，出自《奇方类编》。白滑石六两，生粉草一两，朱砂三钱。共细末，不拘冷热服。治一切暑痰。

[6] 牛黄清心丸，出自《太平惠民和剂局方》。又名局方牛黄清心丸。白

芍、麦冬、黄芩、当归、防风、白术、柴胡、桔梗、川芎、茯苓、杏仁、神曲、蒲黄、人参、羚羊角、麝香、冰片、肉桂、大豆黄卷、阿胶珠、白蔹、干姜、牛黄、犀角、雄黄、山药、甘草、大枣。蜜丸,金箔为衣(现多不用),每服一钱。功能镇惊安神,化痰熄风。治心气不足,惊恐虚烦,神志昏乱,言语不清,头目眩晕,胸中郁热,痰涎壅盛,癫痫惊风。

[7] 玉泉散,出自《景岳全书·新方八阵》卷五十一。又名一六甘露散。生石膏六两,甘草一两。为细末,每服一至三钱,新汲水或热汤或人参煎汤调下。治阳明内热,烦渴头痛,二便闭结,温疫癍黄,及热痰喘嗽。

[8] 鸡苏散,出自《宣明论方》卷十。炙甘草一两,白滑石六两,薄荷叶二钱半。为细末,每服三钱,蜜少许,温水调下,日三服。欲冷饮者,新汲水调服。功能祛暑解表。治伤寒中暑,表里俱热,烦躁口渴,小便不通,泻痢热疟,霍乱吐泻,酒食中毒,石淋,产后乳汁不通。

[9] 二至丸,出自《医方集解》。女贞子、旱莲草(一方加桑椹)等量。女贞子为末,旱莲草熬膏,制成蜜膏丸。每服二至四钱,日两次。功能补益肝肾。治肝肾不足而致的头目昏花、腰背酸痛、下肢痿软等。

[10] 黛蛤散,出自《医说》卷四。青黛 30 克,蛤壳 300 克。制成散剂。功能清肝利肺,降逆除烦。用于肝火犯肺所致的头晕耳鸣、咳嗽吐衄、痰多黄稠、咽膈不利、口渴心烦。

[11] 紫雪丹,出自《千金翼方》。黄金一斤,寒水石、石膏、磁石(各碎)各三斤,升麻一升,玄参一斤,羚羊角屑、青木香、犀角屑、沉香各五两,丁香四两,炙甘草八两。前四味水煮,取药汁,后八味为粗末,于前药汁更煮,去滓,入硝石、朴硝各四升同煎,投木盆中,再入朱砂末三两,麝香末半两,搅匀,寒之二日,成霜雪,紫色,强人每服三寸匕,饭后服。功能清热解毒,镇痉开窍。治温热病热邪内陷心包而致的高热烦躁、神昏谵语、抽风痉厥、口渴唇焦、尿赤便闭及小儿热盛惊厥。《太平惠民和剂局方》有本方,多滑石三斤;《温病条辨》亦有本方,无黄金。

[12] 资生丸,出自《兰台轨范》。人参、白术各三两,茯苓、山药、莲子肉、陈皮、麦芽、神曲各二两,薏苡仁、芡实、砂仁、白扁豆、山楂各一两半,甘草、桔梗、藿香各一两,白豆蔻八钱,黄连四钱。蜜丸,弹子大,每次二丸,米饮送下。治妊妇脾虚呕吐,或胎滑不固。

[13] 左金丸,出自《丹溪心法》。又名萸连丸、四金丸、回令丸。黄连六

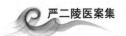

两,吴茱萸一两。水丸,每服一钱。功能清泻肝火。治肝郁化火,胁肋胀痛,呕吐吞酸,嘈杂嗳气,口苦咽干,舌红苔黄,脉弦数。

[14] 半贝丸,出自《格言联璧》。川贝母六两,法半夏四两。为末,生姜一两煎汁,酌加冷开水,和药为丸,每服二钱。治风寒暑湿而致寒热往来,发作有时,咳嗽痰多,饮食无味。

[15] 大补阴丸,出自《丹溪心法》。黄柏、知母各四两,熟地黄、龟甲各六两,猪脊髓十条。蜜丸,每服三钱。功能滋阴降火。治肝肾阴虚,虚火上炎而致的骨蒸潮热、盗汗遗精、腰酸腿软、眩晕耳鸣,或咳嗽咯血、心烦易怒、失眠多梦等。

[16] 归脾丸,出自《景岳全书》。归脾汤方制成蜜丸,人参、炒白术、炒黄芪、茯苓、龙眼肉、当归、远志、炒酸枣仁各一钱,木香、炙甘草各五分。治心脾两虚,气血不足而致的心悸、健忘、失眠、少食、体倦、面色萎黄,妇女月经不调、崩中漏下等。

[17] 指迷茯苓丸,出自《证治准绳·类方》第四册。即茯苓丸第四方。半夏二两,茯苓一两,枳壳(麸炒,去瓤)半两,风化硝二钱半。为细末,生姜汁煮糊为丸,梧桐子大,每服三十丸,姜汤送下。功能燥湿化痰,软坚润下。治中脘停痰,脾气不流行,痰与气搏而致的臂痛不举,及妇人产后发喘,四肢浮肿。

[18] 越鞠丸,出自《丹溪心法》。又名芎术丸。苍术、香附、川芎、神曲、炒栀子各等分。水丸,每服二至三钱。功能行气解郁。治气、血、痰、火、湿、食等郁结而致的胸膈痞闷,或脘腹胀痛,嘈杂吞酸,饮食不化,嗳气呕吐等症。

[19] 香连丸,出自《太平惠民和剂局方》卷十。白石脂、龙骨、炮姜、炒黄连、枯矾各半两。为细末,醋糊为丸,麻子大,一岁小儿每服十丸,乳前米饮送下,日三至四次。治小儿冷热不调,泄泻烦渴,米谷不化,腹痛肠鸣,或下痢脓血,里急后重,不思乳食,肌肉消瘦,渐变成疳。

[20] 朱砂安神丸,出自《内外伤辨惑论》。又名安神丸,朱砂(另研水飞)五钱,甘草五钱五分,黄连六钱,当归二钱五分,生地黄一钱五分。后四味为末,汤浸蒸饼为丸,黍米大,朱砂为衣,每次十五丸,或二十丸,食后津唾咽下,或温水少许送下。功能镇心安神,清热养血。治心火上炎,阴血不足而致的心神烦乱、怔忡失眠、胸中烦热、舌红、脉细数。

[21] 香砂六君丸,出自清代《医宗金鉴》,后收录于《全国中药成药处方集》。由木香、砂仁、党参、白术(炒)、茯苓、甘草(蜜炙)、陈皮、半夏(制)、生姜、

大枣组成。具有益气健脾,行气和胃的功效。用以治疗脾胃虚弱,气滞胀痛。

[22] 清气化痰丸,出自《医方考》。瓜蒌仁、黄芩、茯苓、枳实、杏仁、陈皮各一两,胆南星、制半夏各一两五钱。姜汁为丸,每服二至三钱。功能清热化痰,下气止咳。治痰热内结,咳嗽痰黄,稠厚胶黏,甚则气急呕恶,胸膈痞满,舌质红,苔黄腻,脉滑数者。

[23] 鹭鸶丸,出自《古今医方集成》。现名鹭鸶咯丸。由麻黄、苦杏仁、石膏、甘草、细辛、紫苏子(炒)、白芥子(炒)、牛蒡子(炒)、瓜蒌皮、射干、青黛、蛤壳、天花粉、栀子(姜制)、牛黄组成。具有宣肺、化痰、止咳功用。治痰浊阻肺引起的阵阵咳嗽、痰鸣气促、咽干声哑及百日咳症。

[24] 济生肾气丸,出自《济生方》。原名加味肾气丸。地黄五钱,山药、山茱萸、泽泻、茯苓、牡丹皮各一两,桂枝五钱,炮附子二个,牛膝五钱,车前子一两。蜜丸,每服三钱,日一二次。治肾阳不足,腰重,水肿,小便不利等症。

[25] 肾气丸,出自《金匮要略》。又名崔氏八味丸、八味丸、八味肾气丸、八味地黄丸。干地黄八两,山药、山茱萸各四两,泽泻、茯苓、牡丹皮各三两,桂枝(近代多用肉桂)、炮附子各一两。蜜丸,每服六钱,日两次。温开水或淡盐汤送服。功能温补肾阳。治肾阳不足,腰酸脚软,身半以下常有冷感,少腹拘急,小便不利或小便反多,脉虚弱;亦治脚气,痰饮,消渴等属于肾阳不足者。

[26] 柏子养心丸,出自《体仁汇编》。柏子仁四两,枸杞子三两,麦冬、当归、石菖蒲、茯神各一两,玄参、熟地黄各二两,甘草五钱。蜜丸,梧桐子大,每服四五十丸。功能养心安神,补肾滋阴。治营血不足,心肾失调而致的精神恍惚、怔忡惊悸、夜寐多梦、健忘盗汗。

[27] 白金丸,出自《普济本事方》。又名矾郁丸、白玉化痰丸、癫痫白金丸。白矾、郁金各等分(药用比例为3:7)。为细末,皂角汁为丸(现多制成糊丸及水丸,每服3~6克,日1~2次)。功能豁痰安神。治喉风乳蛾及痰阻心窍而致的癫痫、痴呆,突然昏倒,口吐涎沫。

[28] 逍遥散,出自《太平惠民和剂局方》卷九。柴胡、当归、白芍、白术、茯苓、炙甘草各一两。为粗末,每服二钱。加煨姜一块,薄荷少许,水煎服。功能疏肝解郁,健脾养血。治肝郁血虚而致的两胁作痛、头痛目眩、口燥咽干、神疲食少,或见寒热往来、月经不调、乳房作胀。

[29] 牛黄醒消散,出自《仙拈集》。由牛黄、麝香、乳香(制)、没药(制)、雄黄组成。水丸,密闭,防潮。用温黄酒或温开水送服,1次3克,每日1~2次;

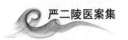

患在上部,临睡前服;患在下部,空腹时服。功能清热解毒,消肿止痛。治痈疔疮疖肿,乳癌,无名肿毒。

[30] 珠黄散,出自《绛囊撮要》。西牛黄五分,冰片五钱,珍珠六钱,煅石膏五两。为细末,每用少许,吹患处。治口疳喉痛。

[31] 清气化痰丸,出自《医方考》。瓜蒌仁、黄芩、茯苓、枳实、杏仁、陈皮各一两,胆南星、制半夏各一两五钱。姜汁为丸,每服二至三钱。功能清热化痰,下气止咳。治痰热内结,咳嗽痰黄,稠厚胶黏,甚则气急呕恶,胸膈痞满,舌质红,苔黄腻,脉滑数者。

[32] 香连丸,出自《经史证类备急本草》卷七引《兵部手集方》。宣黄连、青木香(即今之广木香)。炼白蜜为丸,如梧桐子大,每服二三十丸,日二次。功能清热燥湿,行气导滞。治热痢,下痢赤白,日夜不止,肛门灼痛。

[33] 滋肾通关丸,出自《兰室秘藏》。又名滋肾丸、通关丸。黄柏、知母各一两,肉桂五分。水丸,梧桐子大,每服一百丸。功能清下焦湿热,助膀胱气化。治热蕴膀胱,尿闭不通,小腹胀满,尿道涩痛。

[34] 五皮散,出自《华氏中藏经》。大腹皮、桑白皮、茯苓皮、生姜皮、陈橘皮各等分。为粗末,每服三钱,水煎,不拘时温服。治皮水,四肢头面悉肿,按之没指,不恶风,其腹如故,不喘,不渴,脉浮者。

[35] 麻仁丸,出自《伤寒论》。麻子仁二升,芍药半升,枳实半升(炙),大黄一斤(去皮),厚朴一尺(炙,去皮),杏仁一升(去皮尖,熬,别作脂)。上六味,蜜和丸如梧桐子大,饮服十丸,日三服,渐加,以知为度。润肠通便。治肠燥便秘。

[36] 木香顺气丸,出自《医学统旨》。木香、炒枳壳、橘皮、醋炙香附、炒槟榔、苍术、砂仁、姜厚朴、炒青皮各一两,甘草五钱。药汁糊丸,每服三钱。治气滞不舒,胸膈痞闷,两胁胀痛,饮食无味,及停食积聚,倒饱嘈杂等。

[37] 附子理中丸,出自《太平惠民和剂局方》。炮附子、人参、白术、炮姜、炙甘草各一两。蜜丸,每服三钱。功能温阳祛寒。治脾胃虚寒而致的吐泻、腹痛、面色㿠白、手足不温及霍乱转筋等。

[38] 茯兔丸,出自《太平惠民和剂局方》卷五。又名玄菟丹。菟丝子(酒浸,为末)十两,五味子(酒浸,为末)七两,茯苓、莲子肉各三两。为末,另碾山药六两,加酒煮糊为丸,梧桐子大,每服五十丸,食前米汤送下。功能补肾摄精,健脾利湿。治三消渴利,遗精白浊。

［39］缩泉丸，出自《妇人大全良方》。乌药、益智仁各等分。为末，酒煎山药末，为糊丸，桐子大，每服七十丸。功能温肾祛寒，涩小便。治下元虚寒，小便频数，或小儿遗尿。

［40］枕中丹，出自《千金要方》。旧名孔圣枕中丹。龟甲、龙骨、远志、菖蒲各等分。为末，每服一方寸匕，或蜜丸，每服三钱，黄酒送服。治心血虚弱，精神恍惚，心神不安，健忘失眠。

附录 已发表医案、临证经验及其他相关文献

中医对神经衰弱的辨证论治

"神经衰弱"是常见疾病之一。就现阶段来说，其疗效尚不够满意，有待我们进一步努力。兹就中医辨证论治方面，略述临床经验与体会如后。

一、病因病机

《内经》云："邪之所凑，其气必虚。"又说："精神内守，病安从来。"尤其对于精神方面的影响，是神经衰弱发病的主要原因，如思虑过度，劳伤心脾，或斫伤肾精，致阳痿、早泄，或突然受惊，致气乱于中；阴阳不相济，心肾之气不相交而为失眠、多梦、心悸、神志恍惚等症；或情志抑郁，肝不条达；亦有因劳倦内伤以及大病之后自虑其体虚不复而致者。

在中医书籍中，类似神经衰弱症的记述是不少的。如《灵枢·海论》："脑为髓之海……髓海不足，则脑转耳鸣，胫酸眩冒，目无所见，怠惰嗜卧。"《景岳全书》云："凡人劳思太过……以致终夜不寐。"《医宗金鉴》云："怔忡、健忘、恍惚失志、伤神等病，皆因心虚胆弱，诸邪得乘也。"大要言之，总属七情之病、虚证范畴。

二、临床症状

在临床上最多见的症状为失眠、心悸、多梦、精神萎顿、健忘、遗精、早泄、阳痿、头晕等。兹将治疗60例患者的症状列表如下（见表1）。

表1　症状统计

症状	失眠	多梦	心悸	头晕	健忘	遗精	早泄阳痿	其他*
人次	56	32	37	49	50	20	8	40

* 表中其他栏,包括四肢不温、尿频、腰酸、关节痛、盗汗、易怒等症。

上述各种症状,每种症状的症情亦不尽同,如失眠一症,有初睡即不能入眠者;有初睡尚安,半夜即醒,醒后不易再睡者;有转侧不安,整夜不能入眠者,自当审证求因而施治。

三、辨证论治

1. 虚证

（1）阴虚阳亢：包括肝阴不足、肝肾两亏、龙相火炽、心肾不交。其症状为目花干涩、眩晕、失眠、健忘、躁急易怒、面青、盗汗、遗精、耳鸣、脱发、腰酸、带下、腿软无力、五心烦热、阳强梦遗、心悸、升火等。

（2）气虚阳衰：包括心肺阳虚、脾阳不振、命门火衰。其症状为夜寐不安、气短音低、体倦自汗、面浮、烦闷、纳呆、便溏、四肢不温、身寒足冷、尿频阳痿等。

（3）阴阳两虚：包括营卫不调、气血两亏。其症状为微寒微渴、心神不宁、头痛且蒙、烦躁少寐、苔薄质红、形寒、形热、汗出懊恼、面色少华、麻木、抽筋等。

以上所述,当属大概情况,兹为利于认证起见,列表如下(见表2)。

表2　虚证的病机、主证和主方

病　机		主　证	主　方
阴虚 阳亢	肝阴不足	目花干涩、头眩、躁急易怒、面青	二至丸
	肝肾两亏	盗汗、遗精、耳鸣、脱发、腰酸、带下、腿软无力	大补阴丸
	龙相火炽	五心烦热、阳强梦遗	知柏八味丸
	心肾不交	心悸、升火、失眠、健忘	柏子仁丸
气虚 阳衰	心肺阳虚	气短、音低、体倦自汗、失眠	补中益气汤
	脾阳不振	面浮、烦闷、纳呆、便溏、四肢不温、失眠	香砂六君丸
	命门火衰	身寒足冷、尿频、阳痿	金匮肾气丸

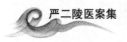

续 表

病 机		主 证	主 方
阴阳两虚	营卫不调	微寒、微渴、心神不宁、头痛且蒙、烦躁少寐、苔薄质红	龟鹿二仙胶、生脉散、归脾汤
	气血两亏	形寒形热、汗出懊恼，面色少华、神疲乏力、四肢麻木、失眠、心悸	人参养营汤

2. **虚中有实，实中有虚** 本症一般多见虚证，但虚中挟实者并不鲜见，往往虚实间见者居多。对于此证，需辨别虚多实少与实多虚少，孰轻孰重，或缓或急。治则是补泻并用，或补少泻多，随证灵活运用。

(1) 气郁：由肝不条达，木郁土中，肝胃不和。其症状为眩晕、失眠、腹中气胀、健忘、情志抑郁、忧虑悲伤，脉弦或沉弦。治疗选用逍遥散或越鞠丸随证加减。

(2) 水饮：因水停心下，心不自安，状似心悸怔忡。其症状为头眩、心悸、口渴不饮、小便短少、胸脘痞满、夜寐不安而梦多，脉多沉紧。治疗选用半夏茯苓汤或二陈加桂枝木、川椒目等。

(3) 痰浊：由于心肝火炽，劫液为痰，或因体壮而滥服补品，致浊痰壅塞，引起心悸、失眠，似虚而实为实。《内经》云："胃不和则卧不安。"其症状为肝火盛者，则多梦扰、烦躁不安、口干舌红、眩晕健忘。宜用龙胆泻肝汤、竹沥达痰丸、半夏秫米汤等随证加减。若属痰浊壅塞者，其症状为失眠烦闷、咯痰黏腻不爽、嘈杂纳呆。治用温胆汤加莱菔子或黛蛤散或雪羹汤等，随证加减。

除药治之外，对患者的精神方面尤须注意，当尽可能阐明道理，以解除病人的思想顾虑，可加速疾病的痊愈。

神经衰弱患者，由于长期受疾病折磨，一般情绪多较忧郁，顾虑重重。例如，由于病人对神经衰弱的知识缺乏足够的了解，因而怀疑自己可能有心脏病、脑瘤、关节炎等，产生忧郁、恐惧心理。或患病较久，经较长期的治疗而症状未有改善或改善不显著，因而产生消极情绪，认为自己的疾病不可能治好，对自己前途感到悲观失望等。因此，在诊治处方的同时，应当重视宣教，把疾病的知识交给病人，以消除其恐惧心理。

（严二陵、陆铭德，《上海中医药杂志》，1963 年 3 月号）

临诊医案 2 则

一、血尿

邱姓,男,28 岁。门诊号:55687。

1963 年 11 月间,突然腰痛如折,不能端坐。当时做尿常规检查,镜检所见:红血球满视野。

初诊:腰脊酸楚,偏右尤甚,小溲深黄且混,脉弦细且数,苔薄、边尖带红。肾阴久虚,肝火偏盛,湿热下注,致阴络损伤而血下溢。治以养阴清热,化湿和络。处方:

稆豆衣四钱　生甘草七分　小蓟炭一钱半　藕节炭三钱　竹叶三钱　蒲黄炭一钱半　萹蓄草三钱　焦山栀一钱半　仙鹤草三钱　白芍三钱　桑寄生三钱　琥珀末四分(吞)　服 3 剂。

复诊:腰脊酸楚减而未除,小溲深黄。小便常规检查:红血球(++)。续予前法。处方:

生地炭四钱　贯众炭三钱　阿胶珠三钱　蒲黄炭三钱(包煎)　仙鹤草三钱　平地木三钱　千年健三钱　桑寄生四钱　炒小蓟一钱半　生甘草梢七分　茜草根三钱　三七粉四分(吞)　服 3 剂。

三诊:尿血已止,溲混已清。小便常规检查:红血球(-)。遗精之后,腰酸乏力,苔薄少华,脉沉弦。治以益肾培元,巩固其本。处方:

大生地三钱　黑大豆四钱　制黄精三钱　煅龙骨三钱　煅牡蛎四钱　女贞子三钱　旱莲草一钱半　川断肉三钱　金樱子三钱　杜仲三钱　芡实四钱　知柏八味丸三钱(包煎)　服 3 剂。

四诊:尿血屡发之后,肾阴耗伤未复,脑髓虚亏;连进益肾固本之剂,精神较振,未见遗精,腰脊酸痛渐消,脉弦小,尺部少力。再予巩固其本。处方:

首乌藤一两　制女贞四钱　旱莲草一钱半　狗脊三钱　川断肉三钱　仙鹤草三钱　千年健三钱　白芍三钱　黑大豆四钱　制黄精三钱　桑寄生四钱　六味地黄丸三钱(包煎)。

服药后,症状逐渐减轻,尿中红血球逐渐减少;至 12 月 18 日,小便检查结果:红血球(-);此后,又间有红血球出现;至 1964 年 3 月 10 日以后,做多次

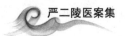

尿常规检查,尿中红血球均未发现。在服药过程中,曾至某医院作肾盂造影(1963年12月8日作),初步诊断为左肾下体病变可疑,但做小便培养3次,均属阴性;1964年4月,又至该医院作肾盂造影检查,肾盂全部显影。

说明:本例患者,肾阴虚亏,水不涵木,肝火偏胜,湿热下注膀胱;乃正虚邪实之证。方用小蓟饮子加减,取生地、白芍、穞豆衣以养阴;竹叶、山栀以清热;小蓟、蒲黄、藕节以止血;仙鹤草、阿胶珠、平地木以养阴止血;加三七粉吞服,以加强止血之功。尿血止后,则以补肾为主,兼佐柔肝之品。用桑寄生、川断肉、狗脊、杜仲以补肾;女贞子、旱莲草以柔肝;龙骨、牡蛎、金樱子、芡实以固涩;千年健、制首乌、制黄精、六味地黄丸以益肾固本。

二、血友病

谢姓,男,15岁。门诊号:82832。1964年11月5日诊。

患者于2岁时,经常鼻衄、齿衄,服中药后稍有好转。此后,齿、鼻每月出血1次,血来如注,同时身上出现大片紫斑。6岁时(1956年),于11月某日半夜,突然吐血不止,经某医院输氧、输血而症状缓解,诊断为"血友病"。此后大吐血虽止,但皮肤紫斑时发,鼻衄仍作,同时发生四肢疼痛,痛势甚剧,不能安眠。1962年(12岁),因四肢剧痛不已,至另一医院诊治,亦诊断为"血友病"。1964年上半年,又至另一医院诊治,亦诊断为"血友病",但治疗效果均不理想。

咯血、鼻衄屡发,继则关节酸痛,面色㿠白,面部浮肿,脉细弦数,舌苔黄腻。营血暗伤,风湿热入络,络道不和。治宜养血和营,佐以祛风除湿热。处方:

蜜根一两 仙鹤草三钱 十大功劳叶三钱 千年健三钱 丹参一钱半 平地木三钱 炒白芍一钱半 清炙甘草五分 豨莶草四钱 茯苓三钱 桑寄生四钱 木馒头一两。

11月18日:服和营通络,祛风除湿热之剂后,关节疼痛减而未愈,左半肢外侧痛势较甚,脉沉弦,面浮少华。再予祛风热、和营分、解湿毒、舒络脉。处方:

忍冬藤三钱 木馒头一两 平地木三钱 千年健三钱 姜黄一钱半 豨莶草四钱 谷麦芽(各)三钱 鹿衔草三钱 石龙芮三钱 河白草三钱 生甘草节一钱 指迷茯苓丸四钱(包煎)。

12月2日:左手臂和腿足掣痛已减,鼻血又见,脉弦滑数。风、湿、热三者

逗留未去,肺热络伤,则血溢络外;当予清化和络。处方:

忍冬藤三钱　连翘三钱　木馒头一两　平地木三钱　生甘草节一钱　石龙芮三钱　钩藤三钱　鬼箭羽三钱　生谷芽四钱　白茅花一钱半　仙鹤草三钱　桑枝一两。

12月30日:关节掣痛、面浮肢肿等逐渐减轻,鼻衄、齿衄停止已久,苔黄腻化薄,脉沉濡带数。续予清营和络,祛风除湿热。处方:

桑叶一钱半　桑枝一两　蜜根一两　忍冬藤三钱　鹿衔草三钱　石龙芮三钱　木馒头一两　生甘草节一钱　豨莶草四钱　鬼箭羽三钱　谷麦芽(各)三钱　杏仁三钱　苡仁三钱　指迷茯苓丸四钱(包煎)。

说明:本病例来诊时,出血现象并不严重,而关节剧痛,因此处方用药,偏重于治疗关节痛方面。方中忍冬藤、石龙芮、桑枝、桑寄生、豨莶草等,均为祛风清热,舒筋活络之品;鬼箭羽、鹿衔草、姜黄,通络止痛;平地木、白茅花、仙鹤草,凉血止血;蜜根、茯苓、河白草,理气渗湿,用以消肿;千年健、功劳叶,调和营气,治腰腿酸痛;丹参、白芍,养血和营;木馒头、生甘草节,清热解毒;指迷茯苓丸一味,为作者治疗风、湿、热三者阻于络道的经验用药。经用上药加减治疗后,病情逐渐减轻,出血已停止,关节剧痛未发,目前已照常上课,并能参加体育活动。

(严二陵、姚玉兰,《上海中医药杂志》,1966年1月号)

上海著名老中医严二陵治疗肝病的经验

严二陵老师(1901—1981)擅治肝病,宗《内经》之旨,采各家之长,尤崇尚叶桂经验。现将其治肝病经验整理如下。

肝病有肝气、肝火、肝风之别,治肝乃以此三者为纲。《内经》云:"木郁达之,火郁发之。""肝苦急,急食甘以缓之。肝欲散,急食辛以散之,用辛补之。"肝气者,郁而不舒,治在疏肝解郁,调畅气机。肝风者,有上冒巅顶,亦能旁走四肢;上冒多由阳亢,旁走多因血虚;阳亢者宜熄风潜阳,血虚者宜养血和络。肝火燔灼,一身上下内外无所不至,故肝火为病,形证不一,又有实火、虚火、郁火之辨。施治大法:实火宜清宜泻,虚火育阴潜阳,郁火宜疏宜解。肝为刚

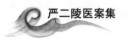

脏。职司疏泄,用药不宜刚而宜柔,不宜伐而宜和。

一、肝气

1. **肝胃不和** 木失条达,横逆犯胃,通降少权,气失疏泄。症见嗳气泛酸,胃脘疼痛,两胁胀满,胸闷嘈杂,或纳呆厌食,情志不舒,脉象或弦或濡,舌质红或有刺,苔多薄腻。治以调肝理气,和胃畅中。

常用方药:旋覆花、黄郁金、制香附、制金柑、炙九香虫、绿萼梅、娑罗子、佛手片、金铃子、炙猬皮、砂仁壳、橘白。

例1 吕××,女,40岁,门诊号:39868。胃脘作痛,少寐眩晕,面浮脉弦。厥气上逆,肝胃不和。治宜调肝和胃,宁神化浊。金沸草、苏子、辰茯神各9克,黄郁金、制香附、炙九香虫、绿梅花、娑罗子各4.5克,野赤豆15克,桑寄生12克,砂仁壳2.4克,制金柑1个。

按:患者自卵巢巧克力囊肿切除术后,常面浮眩晕,喉哽心悸,肝区胀痛,少腹气坠。此乃枢机不和,通调失常也,故治在调肝和胃。肝气得以条达,胃气得以和降,则证自解矣。

2. **肝脾失洽** 厥气横梗,木郁土中。症见腹满气胀,呕吐嗳气,便溏泄泻,肛间气坠,四肢不和,或月事参差,少腹坠胀等。治宜健脾舒肝,洽和胃肠。

常用方药:土炒白术、煨木香、砂仁壳、茯苓、扁豆衣花、蜜根、半夏、陈皮、谷麦芽、鸡内金、麸炒枳壳、资生丸(包煎)。

例2 祝××,男,46岁,门诊号:62378。土虚湿盛,肝木乘之,中宫健运违常,肠失传导之能,脘腹作痛,便泄频频,神疲乏力,噫气胸闷,口干不引饮,苔腻,脉沉弦。爰拟理脾化湿,调肝畅中,洽和胃肠。扁豆衣花、藿香正气丸(包煎)各9克,制香附、枸橘李、黄郁金、半夏、防风炭、炒车前各4.5克,佛手片3克,砂仁壳、煨木香各2.4克,制金柑1枚。

按:患者常有泄利,故中气久虚;脾为湿困,运化违常,是以噫气胸闷,口干不引饮,苔腻;脾虚肝旺,其气郁于经又乘于土,故脘痛而泄频。以其肝脾同病,故肝脾同治,洽和胃肠。

3. **肝气犯肺** 金不平木,厥气上逆,木反侮金。症见咳呛气促,咯痰不爽,胸胁疼痛,烦躁少寐,或有潮热,脉弦带滑,舌干苔腻。治以调肝利肺,化痰顺气。

常用方药:旋覆花梗、川郁金、苏子、清炙枇杷叶、川象贝、制南星、清气化痰丸(包煎)、半夏、金铃子、代赭石、延胡索、橘红。

例3　赵××,男,45岁,门诊号:94444。咳逆痰升,胸宇懊侬,面浮足肿,左手臂自觉作胀。肝区攻痛,脉象细弦且滑。肝气偏横,上肃失降,中乏健运,下少摄纳。拟理肺化痰,调肝顺气。旋覆花梗、代赭石、苏子、竹沥达痰丸(包煎)各9克,制南星、川郁金、橘红、川象贝各4.5克,淮小麦15克,嫩小草6克,佛手片3克,煅蛤壳12克。

按:患者先因肺结核、肺气肿曾咯血,继则肝区攻痛,动辄气急心悸。此病金虚不能制木而反遭木侮,肝气上冲于肺,暴作而气喘。故当务之急,在于调肝理肺,清金以制木。

二、肝火

1. **实火**　肝阳偏旺,肝木生火。症见面红升火,烦躁忿怒,头昏且痛,周身掣痛,咽干口苦,溲热深黄,大便燥结,脉弦数有力,苔黄质红。治宜泻肝抑木,清热降火。

常用方药:羚羊粉、黑山栀、生竹茹、丹皮、决明子、珍珠母、麻仁、夜交藤、连翘、指迷茯苓丸、黄连。

例4　樊××,女,61岁,门诊号:60055。眩晕面浮,目花昏糊,时或心悸,面热升火,不耐紧张,脉象弦滑且长,血压180/96 mmHg。"诸风掉眩,皆属于肝",拟泻肝清火,兼以化痰为治。煅石决、野赤豆各15克,制南星、竹沥夏、炒枯芩、丹皮各4.5克,钩藤、生槐花各9克,三角胡麻、豨莶草、决明子、指迷茯苓丸(包煎)各12克。

按:高血压病所出现之症状,很多属肝阳、肝火范畴。治从平肝清降,潜阳滋阴,按病情轻重,步步深入,或交互应用。本例治疗后,血压稳定在150/80 mmHg,症状改善。

2. **虚火**　水不涵木,气火偏胜。症见颧红升火,烦恼易怒,烘热汗出,眩晕心悸,五心烦热,咽干口燥,小溲短赤,便秘,脉细弦而数,舌质红绛,苔花剥起刺。治宜滋水涵木,育阴潜阳。

常用方药:牡蛎、茺蔚子、炙鳖甲、石决明、知柏八味丸(包煎)、云母石、地龙、龙齿、钩藤、决明子、夜交藤。

例5　王××,男,52岁,门诊号:98639。眩晕头胀,目花少寐,屡见鼻衄,胸脘烦热,口干咽燥,右肩臂酸楚,腿软乏力,脉象弦长,苔薄黄,质红绛,血压180/100 mmHg。阴亏于下,阳浮于上,清空失宁,脉络违和。治当滋水涵木,

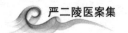

育阴潜阳,更须参入宁神和络之品。北沙参、麦冬、地龙各 9 克,五味子 3 克,丹皮 4.5 克,夜交藤、决明子各 15 克,生牡蛎、龟板、茺蔚子、黛蛤散(包煎)、知柏八味丸(包煎)各 12 克。

按:患者高血压,初投平肝清降,熄风宁神之品,未见好转。盖阴亏于下,阳浮于上,当从本治。是以宗"二甲复脉"以育阴潜阳,用知柏八味丸滋阴泻火。药后症情改善,血压维持在 150~160/85~90 mmHg。

3. 郁火 肝气抑郁,久而化火。症见头胀眩晕,呕泛酸水,胸胁胀痛,颈间痰核,舌红有刺,脉弦数不畅。治宜疏肝解郁清火。

常用方药:旋覆花、黄郁金、夏枯草、海浮石、象贝母、制香附、范志曲、大腹皮、藕节、越鞠丸(包煎)。

例6 罗××,女,40 岁,门诊号:70688。曾患淋巴结核。形容消瘦,寒热往来,右胸胁、少腹隐痛,经转不多,带下绵绵,眩晕乏力,四肢不和,脉象细弦。肝郁血虚,虚火扰之。宜疏肝柔肝并投。当归身、炒白芍、大贝母、制香附各 4.5 克,桑寄生、夏枯草、乌贼骨、归脾丸(包煎)各 12 克,橘皮络各 3 克,茯神、川断、杜仲各 9 克。

按:肝郁化火,多由内伤七情,气机不畅,亦即气有余便是火。治从理气开郁,郁开则火自平,即《内经》"火郁发之"之义。叶天士《临证指南》载:"郁症全在病者能够移情易性,医者构思灵巧,不重在攻补,而在乎用苦泄热,而不损胃;用辛理气,而不破气;用滑润濡燥涩,而不滋腻气机;用宣通而不揠苗助长。"故主张用药宜轻灵流通,既不过分行散攻伐,以伤正气,亦不过于滋腻填补,以增郁结。

4. 肝火引动心火 肝火旺盛,引动心火。症见头痛目赤,面红口干,烦躁易怒,心悸恐慌,少寐汗出,胸膺偏左疼痛,溲赤便艰。治宜清泻心、肝之火。

常用方药:元参、熟枣仁、陈胆星、珍珠母、生山栀、淮小麦、竹叶心、莲子心、夜交藤、黛蛤散(包煎)、胆汁黄连粉(吞服)、琥珀多寐丸(吞服)。

例7 李××,男,55 岁,门诊号:82741。失眠已久,自患高血压后,心悸怔忡,多疑恐惧,情绪紧张,自信殊甚,舌糙起裂,脉象弦滑数,血压 170/110 mmHg。证由用脑过度,心肝之火偏亢,阴液消烁,阴不配阳,从而神驰勿宁。以清肝宁心为治。元参、竹叶心、朱连翘各 9 克,生山栀、酸枣仁、陈胆星各 4.5 克,莲子心 1.5 克,夜交藤、淮小麦各 15 克,萱草、黛蛤散(包煎)各 12 克,远志 3 克,胆汁黄连粉(吞服)1.2 克,琥珀多寐丸(吞服)1.5 克。

按：七情过极，肝火妄动，魂无所舍，引动心火，神无所依，煎熬真阴，劫液成痰。是以清肝泻火滋阴宁心，为当务之急，冀阳潜火平。上药服后，诸症明显改善。

三、肝风

肝阳偏亢，化火生风。风者善行而数变，火者暴悍而酷烈，风火相煽，变化迅速。症见眩晕舌麻，耳鸣不寐，面红升火，筋肉牵掣，脉络麻木不仁，甚或发痉。治宜熄风潜阳，平肝和络。若脾虚而湿痰盛者，形体素胖，面色㿠白，口黏痰多，神疲少力，舌苔白腻，脉象弦滑。治宜涤痰化浊。

常用方药：天麻、钩藤、白蒺藜、菊花、僵蚕、三角胡麻、夏枯草、地龙、石决明、丹皮、指迷茯苓丸（包煎）。

例8　王××，女，51岁，门诊号：26447。内风蠢动，清空失宁，头痛牙痛，此平彼起，面热眩晕，左面肌麻痹，时或牵掣，手足麻痛，脉象弦滑不匀，舌苔浊腻。当熄风宁神，涤痰和络。龙齿、白蒺藜、夏枯草、地龙、钩藤、指迷茯苓丸（包煎）各9克，珍珠母、桑寄生、决明子各12克，竹沥夏、黄芩、僵蚕各4.5克。

按：肝风主动，上窜巅顶而头痛眩晕，横行入络而为痹痛，缓肝之急以熄风，风平则诸症悉安。

（雷永仲、刘芳、陈汉京，《上海中医药杂志》，1982年第4期）

严二陵医案两则

严二陵（1901—1981），江苏吴县人，悬壶上海六十余年。先师精通岐黄之术，汇集叶、薛、吴、王之长，抒以己见，治病独具风格，擅治内、妇科疾病。1923年上海温病盛行，严师集温病、伤寒之精华，诊治沉疴疑难杂症，功效卓捷，活人无数，与顾筱岩、石筱山在当时上海中医界齐名。笔者从师于严老，今仅摘两则医案，供同道参考。

一、春温危症

姜××，男，16岁。初诊：发热半月，汗出不解，渐至神志昏迷，舌垢唇焦，

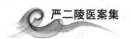

烦闷不安。察脉弦数带滑，苔浊腻如糊质红。辨证审脉，乃邪毒内陷，痰浊蒙蔽清窍，已属危候。姑拟救液生津，涤痰开窍法。这是仿拨云见日之意，俾痰祛浊化，能现红疹白㾦，方是邪毒壅遏局面可望有转机。

处方：鲜生地60克（捣水汁冲），鲜金斛15克，鲜沙参15克，苦桔梗4.5克，白僵蚕12克，清豆卷15克，双钩藤12克（后下），陈胆星9克，鲜菖蒲9克，鲜竹沥60克（冲），牛黄至宝丹2粒（分2次研冲）。

复诊：红疹白㾦果然齐布，身热渐退，伴有咳嗽，思吃稀粥。邪从外达，肺胃得行清泽之令，可以额手称幸矣。大便连日不通，兼顾行腑运畅。

处方：西洋参6克（另煎服），鲜金斛12克，清豆卷12克，金银花12克，净连翘12克，香青蒿9克，川、浙贝各6克，苦杏仁12克，制胆星4.5克，大腹皮9克，鲜茅、芦根各30克，凉膈散12克（包）。

再诊：服第二帖时大便略通，自觉神清气爽，续予调理处方，经匝月，竟收全功。

按：温邪郁而化火，火灼津液为痰，痰随火升，蒙蔽心包，神明无主。治疗上先师颇重视涤痰浊，醒神昏。治温病贵在透化，轻可去实，以宣气化湿，涤痰开窍为主要治则。又因温热之邪最易损伤津液，故同时配滋阴养液之品，使津充液足，有利转机。初诊之后，痰热渐解，阴液损而不易速复，津伤腑实，再施生津养液，润肠通腑，宣展气机，所谓"增水行舟"之法。

二、不孕症

吴××，女性，36岁。初诊：禀赋虚弱，14岁月经初潮，后每隔三月一转，名曰"季经"。婚后8年未孕。目前头昏目花，而色萎黄，神疲乏力，胸闷气不畅，腰腿酸软。此刻已两月经水未至，情绪不佳，眠差，脉细弦，舌淡苔白。证属肾虚肝郁，气血不足。法当补肾疏肝，益气养血。

处方：当归9克，白术、芍各9克，茯苓9克，丹皮4.5克，制香附6克，川芎4.5克，丹、党参各12克，熟地12克，菟丝子12克，炒杜仲9克，鹿角霜12克，娑罗子9克。诊治十余次，服药83帖，月信且准期来潮，后二月而受孕。

按：该患者系先天禀赋不足，肾气未充，精血亏耗，肝气失于条达，影响肝之藏血和调节血流的功能，故冲任失养，证属肾虚肝郁型月经不调所致的不孕症。先师谨守病机，虚则补之，郁则疏之，调经种子并举，仿开郁种玉汤、毓麟珠加减主治,使月信恢复正常且受孕。

（本文由钱素珍、严庆忠医师提供有关资料,谨此致谢!）

（李毅,《上海中医药杂志》,1989 年第 3 期）

严二陵老中医治疗杂病经验

笔者 1979 年有幸聆听上海名老中医严二陵的教海,当时严老已八十高龄,仍坚持每周两次门诊,不辞辛苦抱病工作,对求教医生循循善诱,无私地将自己丰富的临床经验介绍给我们,堪称我们的良师益友,为表示对严老的怀念,现把随诊的只言片语整理成文,供同道学习。

一、治温病擅用轻可去实

严老行医六十年之久,他博采众方,精研王孟英、薛生白、吴鞠通的学说,1923 年上海温病盛行,他用轻可去实之法挽救了很多危重患者性命,积累了丰富的经验。他认为治疗温病要宗三法,其一,轻可去实,辛凉清解为主要治则,若全热不清,热退不净时是由于阴液受伤之故,可用甘寒养阴之剂,使阴液渐复,其热自退。其二,注意辨证,甘寒养阴之剂不宜久用;若湿邪不除当用微苦微辛之品。其三,注重整体,特别要重视病人体质,如系阴虚之体用药不可太凉;治疗时服用寒凉之药过多,则会伤阴损阳,气阴两伤,出现四肢厥逆,倦卧烦躁,舌润脉细无力,最易误认为三阴虚寒之四逆、真武汤证;若以此治疗,反使阳气不复,津液先伤,且动内风,故须用甘温濡养之剂,以补偏救弊。

病案举例:任某,23 岁。初诊:新产旬日,恶露未净感受风温,突发壮热,汗出不解,脉象弦数,乃属产后营虚无力御外,风温之气由气入营,且动内风,宜清营泄热,急则治标,希望转机。处方:牛蒡子、玄参、竹叶、桃杏仁各 9 g,粉前胡 6 g,金银花、带心连翘、双钩藤(后下)、天花粉各 12 g,粉丹皮 15 g,鲜茅、芦根各 30 g,羚羊粉 1.5 g(分 2 次吞服)。二诊:壮热得减,神志渐清,抽搐并定,夜眠不宁,咳嗽痰多,渴欲喜饮,脉象细弦,苔黄舌绛,风温之邪,外达之兆,若能一帆风顺,可无过虑矣。处方:青蒿梗 9 g,粉前胡、川贝母、浙贝母各 6 g,桃杏仁、朱茯神各 12 g,淡黄芩 4.5 g,鲜茅、芦根各 30 g,羚羊粉 0.6 g(分 2 次

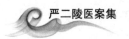

吞服)。三诊：温邪留恋，肺胃清化失司，咳嗽痰稠，胸膺隐痛，脉细数，苔薄黄，续于再法。处方：青蒿梗、金银花各9g，粉前胡、朱连翘各6g，玉桔梗、生甘草各4.5g，天花粉、双钩藤、清炙枇杷叶(包煎)各12g，鲜茅、芦根各30g。

四诊：热逐将尽，咳嗽已稀，痰多胸痛，脉转缓，当予肃清余蕴，以收功告愈。处方：化橘红4.5g，象贝母、光杏仁、冬瓜子、款冬花、瓜蒌皮、忍冬藤、朱连翘各9g，淡竹茹6g，干芦根、炙枇杷叶(包煎)各12g。

二、疗肝病善于辨证

严老治肝病勤求于《内经》，博采叶天士、王旭高之长，结合自己临床实践。他认为肝病最为难治，因为肝体阴用阳主动主升，全赖肾水以涵，营血以养，肺金肃降以平，脾土以培，故肝病多变，易伤他脏。临床他把肝病分为肝气、肝火、肝风三大类型，肝气横逆，可乘胃克脾，冲心犯肺；肝病及胆，寒热挟杂，亦可挟湿挟痰，故有虚有实。肝风则可上冒巅顶多属阳亢，宜熄风潜阳；亦可走四肢其多属血虚，宜养血和络；肝火燔灼，可至人体上下内外其证不一，治法不同，实火宜清宜泄，郁火宜疏宜宣，虚火宜育阴潜阳。在选药上主张，宜柔不宜刚，宜和不宜伐，一般采用甘温、甘凉、辛凉、甘辛，且强调养护胃阴。他对肝病久病入络多用辛苦，通络合以酸甘化阴，疗效桴鼓相应，独树一帜。

病案举例：王某，女，48岁。慢性肝炎，早期肝硬化，酸甘化阴以缓其急，电泳蛋白倒置，胁痛发热，喉干且痛，胸闷气急，脉弦而滑，苔黄中厚，阴津损伤，阳微不潜，益阴潜阳，酸甘抑木，病根深远，缓缓图治。处方：北沙参9g，天麦冬、赤白芍各6g，五味子、生甘草各4.5g，七叶一枝花、岗稔根、虎杖根、蒲公英、马鞭草各15g，生麦芽30g，7剂。二诊服药好转，继服原方7剂。三诊：久病入络，本虚标实。现感胃纳好转，肝区微痛，脉弦小不匀，前法尚效，更宗原意。处方：南、北沙参各9g，天、麦冬各6g，虎杖12g，生麦芽、刘寄奴、延胡、左金丸(冲服)各12g，八月扎9g，7剂。四诊：原方7剂，随访病情稳定，渐愈。

三、治哮喘同治肺脾肾

严老治疗哮喘将其分为寒、热、虚、实四种类型。寒喘用药善用麻黄，但用药极轻，他认为上焦如羽，只需轻可去实，外因是六淫之气侵袭，内因是情志抑郁，劳倦过度，或房事不节，精气内夺，精本于肾，气主于肺，耗气则病必自上而下，由肺而脾至肾，精伤则病必自下而上，由肾而脾至肺，故他以同治肺、脾、肾治疗哮喘恰到好处。

病案举例：张某，女，50 岁，教师。初诊：生育频繁，冲任羸弱，操劳过度，气血双伤，以致咳逆上气，动则气喘尤甚，头额多汗，面浮足肿，胸脘满闷，心悸寐艰，小便失禁，大便稀薄，舌质淡、苔薄白，脉细缓两尺无力，肺、脾、肾受损，肺失肃降之权，脾失健运之能，肾失摄纳之功，三脏俱病当以培元益气，健脾纳肾，以本图治。处方：制熟地、淮山药、山萸肉、旋覆梗、补骨脂、炒党参、制半夏、干地龙各 9 g，缩砂仁 6 g，紫石英、代赭石各 30 g，朱远志 4.5 g，真坎炁 1 条，7 剂。二诊：喘逆汗多较前减轻，面浮足肿未能消退，胸闷纳差，虚中挟实，奏效非易，仍宗原法。处方：党参、茯苓皮、沉香曲、制半夏各 9 g，淮山药、白术、广郁金、炒谷麦芽各 12 g，广陈皮、川椒目各 4.5 g，济生肾气丸 12 g 包，7 剂。三诊：喘咳渐减，汗出得止，面浮足肿渐消，纳谷较进，守原法加重填肾之品。处方：制首乌、炒党参、代赭石、川断肉各 12 g，肾气丸 12 g 包，白术、白芍各 9 g，白茯苓、旋覆梗、菟丝子、潼蒺藜、广陈皮各 9 g，14 剂。随访病愈。

四、精妇科擅治崩漏

严老在治疗妇科疾病经验丰富，对经、产、胎、带诸病研究造诣很深，曾任上海中医学会妇科理事。他治疗崩漏得心应手，用药平淡，疗效极佳。一般属脾虚崩漏者用胶艾四物汤，血热崩漏者用荆芥四物汤，气虚者用补中益气汤合四物汤，血瘀崩漏用琥珀散加减，血不归经者用归脾汤，老年血崩用小建中汤，气虚血崩仿景岳右归饮加减。治疗带下一般属脾虚带下用参苓白术散加减，肾亏阴虚用知柏地黄合大补阴丸，肝郁带下用丹栀逍遥散，湿毒带下用易黄汤，邪毒湿蕴用牛黄醒道散、红藤败毒散。严老认为带下病不论寒、热、虚、实均挟湿邪，所以用药时黏腻之品不能使用。

病案举例：李某，产后五月，经未淋漓，腹中有块攻痛，牵引脘胁，纳呆口燥，腑行艰难，脉沉弦，舌红苔白腻。瘀湿交滞，肝脾之气难以条达，新血不能归经，法应以通为上，仿琥珀散加减。处方：三棱、莪术各 4.5 g，新会皮 4.5 g，炒丹皮、酒炒当归各 6 g，桃仁、杏仁炭各 9 g，酒制大黄、生香附、酒炒川芎各 3 g，生麦芽 30 g，7 剂。复诊：经行较畅，色黑兼有血块，腹中块痛已平，经漏已定，但神疲少食，口渴思饮，腑行燥结，脘胁阵痛，脉沉，舌淡苔薄，瘀血已去，肝失条达，胃失和运，给逍遥散加减。处方：醋炒柴胡 1.5 g，炒白术、归身、陈皮、路路通各 4.5 g，石斛、姜半夏各 5 g，赤、白芍各 12 g，玫瑰花 2.4 g，生谷芽

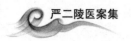

30 g,7 剂。随访病愈。

（王保林,《陕西中医》,1995 年第 9 期）

严二陵治疗咳嗽的经验

严二陵(1901—1981)江苏吴县人。早年拜清末御医林衡甫为师,通晓各家学说而自成一派。尤善治咳嗽,主张轻可去实,最忌攻伐。因肺为娇脏,又为五脏六腑之华盖,故用药非轻不举。轻清宣肺,又能透邪,对治疗外感咳嗽十分有利。重厚滋腻之品有碍肺气宣发,攻伐苦寒之类有逆娇脏之性,故当慎用。临证施治,常按风、寒、热、燥、痰饮分治;处方遣药,喜用轻量辛宣花叶之品,如桑叶、荷叶边一般 6～9 g,菊花、桔梗也不过 6 g,对有些降肺气药如半夏、桑白皮一般也只有 9 g 或 12 g。

一、风寒咳嗽

风寒咳嗽多因天时寒温失常,受感风寒邪气;或天气凛冽,感受寒冷;或喜食生冷,以致寒邪伤肺,肺失宣发所致。症见咳嗽声重,口唾痰涎,鼻流清涕,头痛且胀,恶风形寒,面白胸闷,吐痰清稀白沫,口不渴,舌淡苔薄白或白润,脉浮缓或滑。若迁延日久,则可见气喘不得卧,四肢清冷。此为肺病及脾,伴脘闷呕吐,食欲减退,体倦消瘦,多汗乏力。若因脾虚肾水上泛,则唾涎,时吐白沫,头目眩晕,四肢浮肿,心悸怵惕等症。

风寒咳嗽为外邪犯肺而致。治以疏散外邪,宣通肺气为主。用药宗三拗汤加减:净麻黄 6 g(后入),前胡 12 g,桔梗 6 g,生甘草 5 g,橘红、橘络各 5 g,半夏 10 g,茯苓 25 g,象贝母 10 g,光杏仁 12 g,钩藤 15 g(后入),荷叶边 6 g,枇杷叶 12 g(包)。有恶寒发热者,加清水豆卷 15 g,桑叶 9 g,桑枝 30 g;咽痛者,加射干 3 g,板蓝根 15 g。

二、风热咳嗽

风热咳嗽常因外感风热,肺失宣降所致;或平素嗜好煎炸食物、烟酒,热邪炽盛,肺受热灼;或天暑下迫,肺失清肃而上逆。症见微寒发热,头昏且胀,或身热畏寒,咳嗽频作,咯痰不利,口干咽痛;若肺热内熏,则咳嗽气促,喉痛咽干,痰稠难咯,咳声高亢;痰热阻络,咳则胸胁痛;热伤肺络,则咳痰带血,鼻衄,舌红尖赤,苔薄黄且干,脉多滑数。对风热咳嗽,邪留在表者,宜辛凉疏表;若肺热失宣,宜清热宣肺;风热阳邪,灼液成痰,宜化痰降气,痰除则气自顺,气顺痰亦少。用药宗桑菊饮加减:桑叶10 g,甘菊花6 g,薄荷3 g(后入),连翘12 g,前胡15 g,牛蒡子10 g,光杏仁12 g,茯苓12 g,钩藤15 g(后入),桔梗6 g,生甘草3 g,鲜芦根30 g,枇杷叶12 g。对鼻衄者,加茜草根10 g,白茅根30 g;微恶寒者,加荆芥、防风各9 g;热伤津液口渴者,加知母9 g,天花粉12 g;肺热盛气上逆,咳嗽气促者,加黄芩9 g,桑白皮12 g。

三、燥咳

秋伤于燥,多生咳嗽。其他季节,如遇天时风热过盛,亦可感受燥邪。秋天继夏季之后,火之余热未熄,天时干燥,肺受燥气致咳。由于燥热伤津,肺津液耗损,或过食干食,胃热蒸肺,肺燥津伤,清气下降,反而上逆作咳。清代叶香岩曰:"燥自上伤,肺气受病。"沈光峰也指出:火未有不燥,而燥未有不从火来。故肺燥之证,与肺热咳相似:肺燥津伤,咳而痰少,鼻燥咽干,喉痛,咳则胸胁引痛,肺津液耗损,上窍不清,咳声高亢短促,甚或声带嘶哑,口干口渴,舌红干,或红而绛,苔黄或薄黄而干,脉弦数,或细数。《经》曰:燥者润之。故治宜清热润燥,宣肺降气。热清肺津复生,肺得清润,肃降令行,气下降而咳止。治法概曰有四。

1. 清宣肺邪　症见咽痒咳嗽,咯痰黏腻,或咯之不畅,声音嘶哑,形寒头胀,苔薄腻且黄,脉浮滑。为风邪痰热袭肺,肺气失宣。宜清宣肺邪。药用桑叶9 g,桑枝30 g,前胡12 g,牛蒡子9 g,桔梗5 g,甘草3 g,赤苓12 g,钩藤12 g(后入),大贝母10 g,蝉衣3 g,杏仁12 g,薄荷1 g(后入),枇杷叶12 g(包)。对音哑者,加玉蝴蝶0.5 g,凤凰衣1 g;形寒头痛者,加荆芥9 g,蔓荆子12 g;胸闷作呕者,加半夏9 g,姜竹茹9 g,或玉枢丹3 g。

2. 清肺润燥　症见咳呛痰少,咯之不畅,咽喉干燥且红,苔薄且干,脉濡弦。燥邪伤肺,肺失肃降,治宜清肺润燥。药用南沙参、北沙参各12 g,麦冬9 g,桑白皮9 g,杏仁12 g,茯苓15 g,川贝母、象贝母各10 g,钩藤15 g(后入),橘红、橘络各5 g,桔梗5 g,生甘草5 g,炙杷叶12 g(包)。

3. 润肺化痰　症见痰多稠厚,或带腥味,咳咯不爽,胸膺隐痛,苔薄黄,舌

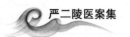

微红,脉濡滑。治宜润肺化痰。药用南沙参 12 g,麦冬 10 g,茯苓 12 g,款冬花 12 g,百部 9 g,白及 9 g,冬瓜子 15 g,生薏仁 15 g,钩藤 12 g(后入),鱼腥草 15 g,橘红、橘络各 6 g,天浆壳 15 g,远志 9 g。胸膺痛,加藿梗 12 g,广郁金 15 g,甚者加三七粉 5 分(冲服);内热口苦者,加桑白皮 9 g,芦根 30 g;痰中夹血丝或咯血者,加茜草 12 g,侧柏叶 12 g,仙鹤草 30 g,黛蛤散 12 g(包)。

4. 养阴清肺　症见咳嗽痰黏,有时夹血,日久消瘦,低热起伏,或易于升火烦躁,舌质微红,脉细数。治宜养阴清肺。药用南沙参、北沙参各 12 g,麦冬 10 g,茯苓 15 g,生地 12 g,款冬花 12 g,百部 12 g,天浆壳 15 g,阿胶 9 g(另烊冲),淡黄芩 6 g,海蛤壳 15 g,生甘草 6 g,茅根、芦根各 30 g。低热者,加地骨皮 12 g,白薇 12 g。

四、痰饮咳嗽

稠浊者为痰,清稀者为饮。脾土素虚,水气不化,积而成饮,停于胸膈,伏于肺俞,脾虚失于升清降浊,留中滞膈,凝而成痰。因风寒外袭,内动痰饮;或饮食生冷过度,上冲于肺,肺气上逆,而致成痰。痰饮咳嗽,痰稀喘咳,畏寒恶风,口淡不渴,甚则咳逆,气喘不能平卧,面目浮肿,目眩心悸,入冬风寒凛冽,喘咳愈甚,脉迟,或沉细而缓,舌淡,苔白滑。本病初期为阳微阴盛,但虚实寒热可相互转化,故先治其标,后治其本,或标本兼顾,或温凉并用。治法有二。

1. 散寒蠲饮　症见咳嗽痰稀,气喘息促,恶寒恶风,舌淡,苔白滑,脉浮紧,或浮缓而弦。为外寒内饮,肺失宣降,治宜散寒蠲饮。药用炙麻黄 9 g,桂枝 9 g,细辛 5 g,干姜 9 g,五味子 9 g,白芍 9 g,法半夏 9 g,炙甘草 9 g。肾虚寒饮盛,喘咳痰饮上涌,加附子 9 g,补骨脂 12 g,茯苓 12 g,白芥子 9 g;脾虚中气虚,食欲不振,加党参 12 g,白术 12 g,茯苓 15 g。

2. 温阳化饮　症见咳逆气喘,面目浮肿,目眩心悸,痰稀色白。为痰饮内伏,治宜温阳化饮。方用桂枝 9 g,炙甘草 9 g,白术 12 g,干姜 9 g,茯苓 15 g。脾肾阳虚,阴水泛滥,浮肿甚,加熟附子 9 g;气逆咳喘,痰稀吐清水,加炙麻黄 9 g,细辛 5 g;心悸失眠,加茯神 15 g,远志 6 g,石菖蒲 5 g;胸膺隐痛,加橘红、橘络各 5 g,川郁金、广郁金各 15 g;痛甚者,加三七粉 1.5 g(分冲);气虚者,加党参 15 g,黄芪 15 g;咳嗽不止,加款冬花 12 g,大贝母 10 g,天浆壳 15 g。

(严庆宗,《中国医药学报》,1996 年第 4 期)

严二陵医案 3 例

先师严二陵(1901—1981)，江苏吴县人，1916 年即拜名医林衡甫为师，悬壶上海达 60 余年，深受病家及同仁推重，与石筱山、顾筱岩齐名。现择先师验案 3 则，介绍于下。

一、温病

姜某某，男，16 岁。初诊：发热半月，汗出不解，渐至神志昏迷，舌垢唇焦，烦闷不安，察脉弦数带滑，苔浊腻如糊，舌质红。辨证审脉，乃邪毒内陷，痰浊蒙蔽清窍，已属危候。姑拟救液生津，涤痰开窍法，俾痰祛浊化，能见红疹白㾦，邪毒壅遏之势方有可解之机。处方：鲜生地、鲜竹沥(冲)各 60 g，鲜石斛、鲜沙参、清水豆卷各 15 g，苦桔梗 4.5 g，白僵蚕、钩藤各 12 g，陈胆星、鲜菖蒲各 9 g，牛黄至宝丹 2 粒分 2 次研冲，3 剂。复诊：服上药 1 剂后，红疹白㾦齐布，身热渐退，伴有咳嗽，思食稀粥。邪得外达，可以额手称幸矣。然连日大便不通，当宜兼清运肠腑。处方：西洋参(另煎)、川贝母、浙贝母各 6 g，鲜石斛、清水豆卷、金银花、净连翘、苦杏仁、凉隔散(布包)各 12 g，香青蒿、大腹皮各 9 g，制胆星 4.5 g，鲜芦根、鲜茅根各 30 g，3 剂。服 2 剂后，大便略通，自觉神清气爽。三诊时续予调理处方，经治匝月后得收全功。

按：温邪郁而化火，火灼津炼液为痰，痰随火升，蒙蔽心包，神明无主。治疗上先师颇重视涤痰浊，醒神昏。治温病贵在透化，又因温热之邪最易损伤津液，故同时配滋阴养液之品，使津充液足，则病有转机。初诊之后，痰热渐解，然阴液亏损不易速复，且津伤腑实，故再施生津养液，润肠通腑，宣展气机之法，终使病获痊愈。

二、崩漏

张某某，女，41 岁。初诊：经漏半载，时多时少，色鲜或淡，腹中绵绵作痛，神倦肢寒，腰酸便溏，察脉细，舌淡、苔白。此系脾阳虚馁，不能化湿摄血，与血热经多者不同。法当温摄化湿。处方：熟地炭(砂仁 1.5 g 同炒)、赤茯苓、白茯苓各 12 g，归身炭、血余炭、制半夏各 6 g，醋炒川芎炭 2.4 g，白芍(肉桂 0.9 g

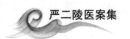

同炒）、炒阿胶珠、莲蓬炭各 9 g，陈艾炭、生白术各 4.5 g。服 10 剂而病除，再予人参健脾丸调养巩固。

按：崩为急症，漏为缓病。脾为统血之脏，喜温燥而恶湿，得阳始运。本案因脾虚失运，不能化湿，统摄无权，崩漏半载不止，故不宜再投凉血止血之剂，以免伤阳助湿。遂予温摄化湿，方选胶艾四物汤而获效。

三、肝积肥气

陈某某，女，45 岁。初诊：肝区时胀或痛迄今已 5 年，临经则消失，肠鸣嗳气，牙龈易出血，夜间躁热，手心灼热，舌淡，苔薄腻，脉沉弦。证属肝郁气滞，脾失健运。治拟疏肝理气，健脾助运。处方：炒当归、炒赤芍、炒白芍、小蓟炭、炒青蒿各 15 g，柴胡、炒白术、苏梗各 10 g，制香附 12 g，陈皮、台乌药、薄荷（后下）、清炙草各 4.5 g，7 剂。复诊：夜间躁热、手心灼热已消，肝区胀痛、肠鸣嗳气诸症减轻，舌淡红，苔薄腻，脉沉弦。再守原法加减治疗。前后共 6 诊，服药 40 余剂而告愈。

按：本案因木郁克土，脾受肝制，肝脾失和，疏运失职，气滞血瘀，则肝区疼痛且胀，肠鸣嗳气诸症并呈。《难经》云："肝之积，名曰肥气。"先师施治，灵活变通，肝脾并调，气血兼顾，以逍遥散合香苏饮加减而获全功。

（李毅，《浙江中医杂志》，1999 年）

简述海派中医严氏妇科发展沿革

近年来，我国卫生综合改革不断向前推进，其中落实中央卫生改革"强基层"的战略部署成为改革中的重要一环。2018 年 12 月，根据上海市中医药事业发展三年行动计划，上海市名中医胡国华教授领衔联合海上各中医妇科名家，开展了首届"海派中医妇科流派专科联盟社区人才项目"，得到了上海市各级医疗机构的积极响应。该项目旨在探索促进海派中医妇科流派丰富的优质医疗资源下沉，提升基层在中医妇科领域的临床能力，为基层培养中医妇科流派传承人才。

在上海众多妇科流派中，严氏妇科发展至今已近一个世纪，但留存至今的文档资料甚是有限。笔者参与此次妇科流派人才项目,并有幸成为严氏妇科流派传承的一员,现将严氏妇科的相关资料总结如下。

一、流派源头

严氏妇科(又称上海严氏中医)源起严二陵(1901—1981)、严又陵(1914—1992)兄弟二人。二人为江苏省吴县东山人。

严二陵 1916 年师从清末御医林衡甫先生学习中医,1921 年起来沪行医。1923 年上海温病流行,他汇集叶(天士)、薛(生白)、吴(又可)、王(士雄)之长,用"轻可去实"之法,拯救了许多重危患者,颇享盛名,因而与当时名医石筱山、顾筱岩并誉为"南市三鼎"。1956 年,严二陵加入上海市公费医疗第五门诊部,任内科主任,1959 年被选为上海市新成区人民代表,1960 年又被选为上海市静安区政协委员,1962 年任上海市中医妇科学会理事,1976 年任岳阳医院中医内科顾问。

严老出身于贫寒阶层,同情贫苦患者,给穷人看病非但不取诊费,而且赠钱配药,得到很多病者的称颂,被当时上海医务界赞誉为"医有完人严二陵"。严老平素治学严谨,他教诲生徒们说:"医不贵于能治愈病,而贵于能治愈难病。天下之事,我等能之,人亦能之,非难事也;天下之病我能愈之,人亦能愈之,非难病也;病之难者乃非一般医能治疗之,故想当医者应做一个非常之医,能疗一般常医所不能治疗之非常之病。"

二、传承脉络

严又陵受其兄严二陵的影响立志学医。1928—1931 年他就读于上海中医专门学校(上海中医药大学前身),毕业后随其兄在上海开业。1950 年起严又陵先后在上海第二医学院附属瑞金医院(原广慈医院)、上海第二医科大学校本部长期从事中医临床、教学工作。严二陵曾师承丁济万(丁甘仁长孙)先生,擅长中医妇科(月经不调、痛经、带下、不孕)和内科疾病的治疗,曾受上海市卫生局、童涵春国药号特聘为中医门诊专家,临床善用四物汤治疗各种妇科疾病。比较可惜的是,严氏二老当年的临床经验、临证医案的书面总结,现今只能看到一些零星记载。

吴昆仑(1954—),上海市基层名中医、浦东新区名中医,出生于中医世家,家学渊源。20 世纪 80 年代曾师从严又陵学习深研中医妇科。吴氏经过多年

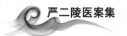

的临床实践和积累,在妇人病诊疗上有很深的造诣,在其带领下的公利医院中医妇科成为上海浦东新区特色专科、上海市中医临床优势专科。吴师兼任上海市浦东新区中医药协会中医妇科专业委员会主任委员、上海市中西医结合学会妇产科专业委员会常务委员等职,在月经病、围绝经期综合征、盆腔炎等方面继承并充实发展了严氏妇科,著有《妇科病临证医案300例》《名中医谈月经病》等专著。

三、学术主张

严二陵先生治疗妇科疾病经验丰富,对经、产、胎、带诸病研究很深。他治疗崩漏虽用药平淡,但疗效极佳:一般属脾虚崩漏者用胶艾四物汤,血热崩漏者用荆芥四物汤,气虚者用补中益气汤合四物汤,血瘀崩漏用琥珀散加减,血不归经者用归脾汤,老年血崩用小建中汤,气虚血崩仿景岳右归饮加减。他治疗带下病属脾虚带下,一般用参苓白术散加减,肾亏阴虚用知柏地黄丸合大补阴丸,肝郁带下用丹栀逍遥散,湿毒带下用易黄汤,邪毒湿蕴用牛黄醒消散、红藤败毒散。严老认为,带下病不论寒、热、虚、实均挟湿邪,所以用药时黏腻之品不宜使用。

严又陵先生擅长运用四物汤治疗月经病,其在《四物汤在妇科月经病应用的一些体会》一文中有详细论述:可根据患者素质与病因症候具体情况灵活运用四物汤。四物汤原方组成,四味药是等量的,随后的临床应用一般川芎用量较其他三味稍少,乃因川芎辛温活血作用较大,对于阴虚内热体质弱者,医者往往审慎使用,甚或不用;川芎在四物汤中起很重要作用,由于当归虽具有甘温和血作用,但无川芎辛温活血之品,则地黄之滋养、芍药之酸敛无从发挥作用;"独阴不生,独阳不长",阴阳与动静互相配合方能发挥协同作用,在临床上不用川芎,不如用者易奏效,但是应当根据患者体质在用量上把握增减。

在四物汤加减方面:如症候属热实者,熟地改用生地,白芍改用为赤芍;属寒属虚者,用熟地黄、白芍药;血热者,可去川芎加丹皮、黄芩、侧柏、地榆;血瘀者,加红花、桃仁、五灵脂、蒲黄、刘寄奴、苏木;气滞者,去地黄加柴胡、延胡、金铃子、香附、乌药、木香、郁金、枳壳、砂仁等;痰湿者,去地黄加半夏、陈皮、茯苓、南星;气虚者,加党参、黄芪、白术、山药;虚寒者,加吴茱萸、艾叶、补骨脂、附子、肉桂、干姜;肝肾虚损者,加菟丝子、巴戟天、川断、杜仲、狗脊、金樱子;心脾虚弱者,加远志、枣仁、柏子仁、党参、黄芪、白术、五味子;需止血者,加阿胶、蒲黄炭、陈棕炭、地榆炭、仙鹤草、茜草根;需育阴凉血者,加龟板、鳖甲、丹皮、知母;需固涩者,加龙骨、牡蛎、禹余粮、赤石脂、海螵蛸。

关于痛经,严又陵先生认为其病因病机主要有三:其一,痛经属瘀属实者,是由于经水欲下不得,积滞或瘀,胞宫出道狭窄、通道不畅所致,所以得下瘀块后则痛即缓解;其二,月经期受寒冷邪侵或涉水淋雨,或愤怒抑郁而引起痛经,可以针对其致痛诱发原因对症施治;其三,痛经因发育不良、先天不足、胞宫小、通道窄所致,这类病员宜补益肾元为主。治疗上,严又陵认为都可用调经活血之四物汤为基础方,第一、第二种一般在临经前后服 10 剂即可,3 个月为一疗程(共 30 剂),第三种情况除了在临行经前服用调经药,平时也须进服培补肾元,调益冲任之品,以改变其不足之状,助长其发育。"气为血帅,血为气母",于调经活血方中加一二味行气药如香附、木香、砂仁之属,甚为必要,可增补川芎之不足,同时可减轻地黄之腻、白芍之敛等流弊,体质属阴虚火旺者当酌情配合使用。

吴昆仑老师在继承发扬严氏二老经验的基础上,尤其注重顾护脾肾。他认为人体气血阴阳的生成与脾、肾密切相关,益气健脾法与滋阴补肾法可使人体脏腑功能恢复正常运行,常用方剂六君子汤、六味地黄丸。临证如见舌苔偏腻,吴师多会选用六君子汤,并常加藿香、佩兰、豆蔻加强化湿之效,他认为湿去脾健,则病去一半。六味地黄丸则运用更广,《傅青主女科》言"经水出诸肾",通过"三补三泻"剂量的调整,或知柏、桂附的联合,以及二至丸、四妙丸、黄精、菟丝子、红藤、败酱草等的加减运用,则能更加灵活地运用在月经病、带下病、不孕症等的治疗中,且常获良效。

吴昆仑老师通过多年的临床积累,在原发性痛经、围绝经期综合征、慢性盆腔炎等妇科疾病的治疗方面有丰富的经验。如常用知柏地黄丸加减治疗慢性盆腔炎、老年性阴道炎,是因为吴师认为女子七七任脉虚,太冲脉衰少,天癸竭,而致肝肾阴虚,精亏血损,湿邪热毒趁虚而入发病;总结出验方"经痛宁方"治疗气滞血瘀型原发性痛经;率领团队从中西医结合的角度研究"滋阴补肾方治疗围绝经期综合征",获浦东新区政府科技进步二等奖。

四、医案记载

1. **不孕症(严二陵医案)** 吴某某,女性,36 岁。初诊:禀赋虚弱,14 岁月经初潮,后每隔三月一转,名曰"季经"。婚后 8 年未孕。目前头昏目花,面色

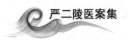

萎黄,神疲乏力,胸闷气不畅,腰腿酸软。此刻已两月经水未至,情绪不佳,眠差,脉细弦,舌淡苔白。证属肾虚肝郁,气血不足。法当补肾疏肝,益气养血。处方:当归9g,白术、芍各9g,茯苓9g,丹皮4.5g,制香附6g,川芎4.5g,丹、党参各12g,熟地12g,菟丝子12g,炒杜仲9g,鹿角霜12g,娑罗子9g。诊治10余次,服药83帖,月信且准期来潮,后二月而受孕。

按:该患者系先天禀赋不足,肾气未充,精血亏耗,肝气失于条达,影响肝之藏血和调节血流的功能,故冲任失养,证属肾虚肝郁型月经不调所致的不孕症。先师谨守病机,虚则补之,郁则疏之,调经种子并举,仿开郁种玉汤、毓麟珠加减主治,使月信恢复正常且受孕。

2. 带下病(严二陵医案) 张某,脾虚气弱,积湿困顿,流注于下,伤及任脉,影响带脉,以致带下绵绵,色白无臭味,面色萎黄,四肢不温,神疲乏力,小腹坠胀,便溏纳少,两足浮肿,舌质淡,脉缓软。宜宗益气健脾,化湿固带之法。处方:炒党参12g,清、炙黄芪各12g,白术、芍各9g,淮山药12g,白茯苓12g,清、炙甘草各3g,陈皮4.5g,海螵蛸12g,玉桔梗4.5g,炒枳壳3g,炒荆芥4.5g,扁豆子、花各9g。

按:本例属于脾虚,以参苓白术散加减为主。桔梗、枳壳、荆芥、陈皮理气升提;海螵蛸涩以固带;党参、黄芪、白术、淮山药益气健脾;扁豆子、扁豆花、茯苓、炙甘草和运化湿;白芍和营调肝作配伍;或用薏苡仁、芡实、威喜丸煎服亦有效果。

3. 崩漏(严二陵医案) 张某某,女,41岁。初诊:经漏半载,时多时少,色鲜或淡,腹中绵绵作痛,神倦肢寒,腰酸便溏。察脉细,舌淡、苔白。此系脾阳虚馁,不能化湿摄血,与血热经多者不同。法当温摄化湿。处方:熟地炭(砂仁1.5g同炒)、赤茯苓、白茯苓各12g,归身炭、血余炭、制半夏各6g,醋炒川芎炭2.4g,白芍(肉桂0.9g同炒)、炒阿胶珠、莲蓬炭各9g,陈艾炭、生白术各4.5g。服10剂而病除,再予人参健脾丸调养巩固。

按:崩为急症,漏为缓病。脾为统血之脏,喜温燥而恶湿,得阳始运。本案因脾虚失运,不能化湿,统摄无权,崩漏半载不止,故不宜再投凉血止血之剂,以免伤阳助湿。遂予温摄化湿,方选胶艾四物汤而获效。

4. 痛经(严又陵医案) 李某某,22岁,痛经多年,起自经来劳累淋雨,下体涉水受寒所致,每于经行少腹疼痛甚剧,腰腿酸楚,经来量少色淡或有血块,喜按得热较舒,苔白腻,脉象沉而濡涩,寒湿客于胞宫,血行遇寒则瘀,气受寒阻则滞,气不帅血,血行不畅。治拟温经散寒,通调气血。处方:当归9g,川芎9g,肉桂3g,炒荆芥9g,赤、白芍各4.5g,炮姜2.4g,吴茱萸4.5g,广木香4.5g,牛膝9g,炒玄胡12g,白术9g,艾叶9g,益母草15g,制乳、没各4.5g,5剂。

二诊:腹痛止经量较多,腰腿酸亦瘥,原方继服5帖。

三诊:经来下腹剧痛已除,隐痛仍有喜热按,经色红而量较前为多,但质仍稀薄,脉沉濡,苔薄白,舌微胖。仍以前法调经活血,温脾肾祛寒湿。处方:当归9g,川芎9g,制熟地9g,炒荆芥9g,赤、白芍各6g,潞党参9g,吴茱萸4.5g,桂枝9g,制香附9g,白术9g,艾叶9g,益母草15g。

按:患者年轻女性,淋雨涉水,感受寒邪,寒性凝滞收引,阻损阳气。阳气受阻,血行不畅,则腹痛,有血块;阳气受损,不荣血脉,则经色淡,喜热。方中四物汤去地黄,以防阻遏阳气;加温经散寒,行气活血之众药,效佳。

5. 经断前后诸证(吴昆仑医案) 王某某,45岁,已婚。初诊:2013年1月4日。卵巢癌术后2月余,潮热、盗汗时作。患者术后至今已化疗3次,伴头晕、纳差、口干、耳鸣、腰酸下坠感、睡眠欠佳。大便软溏,小便正常。西医妇科诊断为"继发性围绝经期综合征"。舌质红,苔薄白,脉细无力。证属脾肾亏虚型,拟补肾健脾。处方:太子参15g,生白术15g,茯苓15g,炙甘草9g,陈皮12g,制半夏9g,生地12g,山萸肉9g,怀山药20g,泽泻12g,丹皮9g,制附片9g,虎杖15g,糯稻根15g,瘪桃干15g,14剂。

二诊:2013年1月25日。药后盗汗、耳鸣症状有所改善,目前第4次化疗已经结束,自述睡眠欠佳。纳可,大便正常,舌质淡红苔薄,脉细。1月4日方去瘪桃干、虎杖,加合欢皮15g,夜交藤30g,14剂。

随访:守上方对症加减调理3个月,脾胃之气渐复,气血生化有源,脾气健,肾气充,精神状态好转,苔脉平和。3个月后回访,化疗疗程已结束,纳寐俱安。

按:此为脾肾亏虚所致断经前后诸证。患者因卵巢切除及化疗,导致脾肾亏虚;脾气亏虚,故见纳差、便溏;肾阴不足,阴不敛阳,虚火内扰,故见潮热;气阴两虚,不能收敛固涩汗液,故盗汗时作;肾阴亏虚,水火不济,心火上炎,致睡眠欠佳;肾开窍于耳,由于肾精耗脱,脑髓空虚,导致耳鸣;舌质红、脉细为肾阴不足之象。方用六君子汤合六味地黄汤加减。六君子汤有健脾益气,理气燥湿功效;六味地黄汤滋补肾阴,以"三补"配"三泻",寓泻与补,并加制附子,

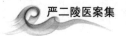

以达阳中求阴之效。

　　以上是对严氏妇科流派的资料整理及医案择录。虽资料有限,但从现存临床验案的字里行间透出了严氏妇科临诊经验,能留下来的都是精髓,值得我辈学习揣摩。也希望能以此为契机,我辈能继承好、发展好严氏妇科的宝贵临证经验,充实海派妇科经验,更好地造福女性同胞。

参考文献

［1］施杞.名师之道[M].北京:科学出版社,2018:213-228.

［2］王保林.严二陵老中医治疗杂病经验[J].陕西中医,1994(9):408-409.

［3］黄流波,李晶晶,吴昆仑.益气健脾法与滋阴补肾法的应用[J].四川中医,2013,31(6):35-37.

［4］吴昆仑.妇科病临证医案300例[M].上海:上海浦江教育出版社,2015.

［5］叶路,吴昆仑.吴昆仑活用知柏地黄汤治疗阴道炎医案举隅[J].陕西中医,2011,32(10):14-15.

［6］王芳,唐苾芯,吴昆仑.吴昆仑治疗盆腔炎性疾病后遗症经验[J].中医药通报,2018,17(4):20-22.

［7］李晶晶,吴昆仑.吴昆仑教授治疗原发性痛经的经验[J].四川中医,2013,31(12):3-4.

［8］范春香,吴昆仑,唐苾芯.经痛宁方对气滞血瘀型原发性痛经患者卵巢激素及血液流变学的影响[J].新中医,2015,47(11):140-142.

［9］黄流波,李晶晶,吴昆仑,等.吴昆仑诊治围绝经期综合征探析[J].四川中医,2013,31(4):9-10.

［10］李毅.严二陵医案两则[J].上海中医药杂志,1989(3):26.

［11］严二陵,姚玉兰.临诊医案2则[J].上海中医药杂志,1966(1):32-33.

［12］李毅.严二陵医案3例[J].浙江中医杂志,1999(3):128.

(徐伟、何晓凤、吴昆仑,《中医文献杂志》,2020年第5期)